DE L'INFLUENCE

DE LA

GROSSESSE ET DE L'ACCOUCHEMENT

SUR LES

OSTÉO-ARTHRITES

PAR

Jean-Iaru IRESCO

DOCTEUR EN MÉDECINE DE LA FACULTÉ DE PARIS ET DE BUCAREST

PARIS

ALPHONSE DERENNE

52, Boulevard Saint-Michel, 52

1883

DE L'INFLUENCE

DE LA

GROSSESSE ET DE L'ACCOUCHEMENT

SUR LES

OSTÉO-ARTHRITES

PAR

Jean-Iaru IRESCO

DOCTEUR EN MÉDECINE DE LA FACULTÉ DE PARIS ET DE BUCAREST

PARIS

ALPHONSE DERENNE

52, Boulevard Saint-Michel, 52

1883

A MON PÈRE ET A MA MÈRE

Hommage et reconnaissance.

A MON BEAU-PÈRE ET A MA BELLE-MÈRE

GEORGES ET MARIE RADESCO

Amour filial.

A MES BEAUX-FRÈRES

A. DEMETRESCO ET C. RADESCO

Amitié fraternelle.

A MA BELLE-SOEUR

MARIE PARVULESCO

A MA FAMILLE

A Monsieur le Professeur GRASSET

A MES MAITRES DANS LES HOPITAUX D'AVIGNON

A. FERLIN.

Au Poète Zénon FIÈRE

Echange de Myosotis !

A MON CHER CAMARADE

Fortuné MAZEL

Interne des Hôpitaux de Toulouse.

A TOUS MES AMIS

A. FERLIN.

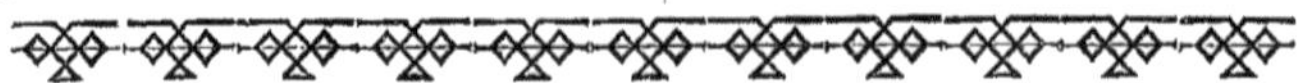

ESSAI

SUR LES

OSTÉITES SPONTANÉES AIGUËS

DES ADOLESCENTS

HISTORIQUE.

Sans remonter à Boerhaave, comme le fait le Dr Charvy dans sa Thèse, que nous avons d'ailleurs consultée avec fruit, et sans prétendre à dresser l'historique complet d'une question qui eût demandé les aptitudes et le loisir d'un bénédictin, nous voulons cependant dire les étapes principales par lesquelles ont passé les ostéites spontanées aiguës des adolescents.

Autrefois, c'est-à-dire il y a à peine quarante ans, on les confondait dans les descriptions communes à la carie, à la nécrose le plus souvent d'origine scrofuleuse, ou bien elles passaient inaperçues sous l'apparence de phlegmons.

En 1831, Reynaud fait paraître dans les *Archives de Médecine* un Mémoire sur l'inflammation du tissu médullaire des os longs ; mais notons bien qu'il ne parle que de l'ostéomyélite traumatique consécutive aux amputations. Quoi qu'il en soit, l'inflammation de la moelle y est pour la première fois décrite d'une façon un peu spéciale, et un mot nouveau, l'*ostéomyélite*, va paraître, voué, par les systématisations qui en seront faites, à servir de point de départ aux discussions les plus vives et les plus contradictoires.

En effet, Chassaignac s'en empare en 1853 (novembre, Société de Chirurgie) pour signaler des inflammations *primitives* de la moelle osseuse entraînant à leur suite des abcès profonds et extérieurs à l'os et la disparition ou le décollement du périoste. Mais il a décrit déjà (même Société, août 1853) les abcès sous-périostiques aigus dans lesquels l'inflammation, siégeant au périoste, ne le dépasse pas ou ne le dépasse que pour atteindre les parties superficielles de l'os, de telle sorte qu'il a bien soin de les séparer des ostéomyélites précédentes, maladie à laquelle il reconnaît un tout autre caractère de gravité et d'étendue en la désignant pittoresquement et d'une façon très clinique sous le nom de *typhus purulent des membres*.

Chassaignac ne méconnaît pas l'influence de l'âge, de l'adolescence dans le développement de ces inflammations suppuratives spontanées, mais peut-être n'indique-t-il pas avec toute la netteté qu'y apportera un peu plus tard Gosselin, le rôle joué dans leur pathogénie par l'accroissement du mouvement nutritif à l'époque où se prépare la soudure des épiphyses.

C'est en effet surtout à ce point de vue que se place le Maître éminent dont nous allons analyser les travaux.

Déjà, si nous en recueillons son témoignage, le professeur Roux « se plaisait souvent à signaler, sans établir de doctrine spéciale, les abcès chauds péri-articulaires des jeunes sujets, la dénudation consécutive des os et la gravité habituelle de cette affection ».

Guidé par le souvenir de cet enseignement, M. Gosselin avait trouvé plus d'une fois l'occasion d'établir lui-même devant ses élèves que, à l'époque où il reste dans les os longs, entre la diaphyse et l'épiphyse, un cartilage plus ou moins épais destiné à l'achèvement de l'ossification, les jeunes sujets étaient exposés

à une ostéite aiguë ou suraiguë qui occupait souvent toute l'é-
paisseur de l'os, y compris le canal médullaire, et présentait
une marche et une gravité comme en offrait rarement l'ostéite
spontanée des adultes (Leçons orales, 1857, et présentation de
pièces à la Société anatomique ; Labbé, interne de Gosselin).

Sur ces entrefaites, paraît dans les *Archives générales de
Médecine* (août 1858) le compte rendu d'un Mémoire très intéressant du Dr Klose (de Breslau), qui apporte une donnée nouvelle dans la question, comme le titre seul en fait foi : *Du
décollement des épiphyses*.

Nous devons regretter que les *Archives de Médecine* ne nous
aient présenté qu'un extrait de cet important travail, et surtout
que les observations qui en font la base, et qui étaient au nombre
de treize, n'y soient pas comprises.

Quoi qu'il en soit, il nous est facile de résumer les idées de
M. Klose. Ce savant est surtout frappé de l'existence d'une
méningo-ostéophlébite, c'est-à-dire d'une phlébite qui, siégeant
dans la moelle, se transmet au tissu spongieux qui occupe les
extrémités de la diaphyse, puis à la membrane pulpeuse (cartilage épiphysaire), de là au périoste, et du périoste décollé, perforé
et même détruit, à toute l'étendue du membre, dans lequel on
trouverait, au dire de M. Klose, les veines oblitérées par des
caillots, leurs parois détruites et nageant dans le pus. — De
telle sorte que la maladie, qui se serait caractérisée successivement :

Par une première période de symptômes généraux très intenses
et de phénomènes locaux peu appréciables ;

Par une deuxième période plus franche de phlébite osseuse et
suppurative,
aboutirait à une troisième période de phlegmon général, où la
destruction de la membrane pulpeuse qui forme le cartilage épiphysaire amènerait le décollement.

Une pensée vient vite à l'esprit, c'est de rapprocher ces faits de ceux qui ont été décrits par M. Chassaignac, et de considérer le *décollement épiphysaire* de M. Klose comme représentant la suprême étape, le plus haut degré de l'*ostéomyélite* de M. Chassaignac.

C'est en effet l'impression qu'en retira M. Gosselin, et comme il avait la bonne fortune d'observer au même moment trois nouveaux cas d'ostéite spontanée chez des adolescents, il confie aux *Archives générales* de la même année (novembre 1858) un Mémoire sur ces observations, qu'il intitule : *Ostéites épiphysaires des adolescents.*

« En donnant à la maladie le nom d'*ostéite épiphysaire* des adolescents, racontera-t-il plus tard dans son article du *Nouveau Dictionnaire de Médecine et de Chirurgie,* je ne prétendais pas dire que l'inflammation débutât toujours par le cartilage épiphysaire (cependant dans les cas qui firent l'objet de ces premières recherches, Gosselin note que les lésions les plus avancées lui paraissent siéger au niveau de ce cartilage, qui est détruit en partie ou en totalité); je voulais faire comprendre seulement qu'il y avait dans la présence de ce cartilage et dans le travail physiologique qui s'opère à son niveau et dans son voisinage, pour l'achèvement de l'ossification, une cause prédisposante qui n'existe pas chez l'adulte, et je désirais montrer que, pour rendre bien applicables à la clinique les vues nouvelles présentées par Chassaignac et par Klose, il était nécessaire de tenir compte de l'âge et de réserver dans nos livres et dans notre enseignement une place spéciale pour l'ostéite spontanée, dont les os longs peuvent devenir le siège avant l'achèvement de l'ossification. »

L'attention était donc éveillée sur ce vaste sujet, et dès lors des travaux importants se succèdent à de courts intervalles.

Schützenberger se livre à des recherches dans sa *Clinique chirurgicale* de Strasbourg ; il inspire les Thèses de Krug-Basse (1853), de Wormser (1855), d'Hédoin (1858) et un travail de Backel paru dans la *Gazette médicale* de cette Faculté (1858).

Mais, bien que ces auteurs n'aient pas eu sous les yeux des inflammations absolument limitées aux parties superficielles de l'os et au périoste, comme nous nous en sommes assuré par la lecture de leurs observations et en particulier de celle que Schützenberger consigne dans la *Gazette des Hôpitaux* de 1856, ils décrivent la *périostite phlegmoneuse aiguë*, parce que, pour eux, le périoste joue le rôle le plus important dans ces affections, dont ils sont loin de méconnaître la gravité et la marche rapide vers une suppuration étendue au tissu osseux lui-même.

Il faut noter aussi qu'ils sont disposés à attribuer au froid humide une influence prédisposante considérable. Au début, Schützenberger a même pensé à une relation possible avec le rhumatisme : il décrit la *périostite rhumatismale*; mais plus tard il abandonne cette idée et revient à la *périostite phlegmoneuse* sans autre désignation.

C'est aussi l'opinion de Giraldès, chirurgien de l'hôpital des Enfants-Malades, telle qu'elle ressort d'une leçon clinique qu'il consacre en majeure partie (*Gazette des Hôpitaux*, 1862) à la *périostite aiguë*.

Louvet s'inspire des idées de ce Maître et de celles de Alph. Guérin pour développer dans une Thèse remarquable (1867) les considérations que nous allons résumer ici :

L'inflammation qui atteint le périoste a de grandes tendances à se propager et se propage généralement aux autres parties du système osseux (diaphyse, épiphyse, moelle plus rarement).

Cependant *il est des cas bien avérés* où le périoste seul est atteint d'une manière notable et où l'os a été trouvé à peu près intact.

En outre, même lorsque l'inflammation s'étend aux organes ci-dessus énoncés, c'est toujours au sein du périoste que siègent les lésions initiales et les plus graves, celles qui tiennent toutes les autres sous leur dépendance, à cause des relations vasculaires par lesquelles le périoste commande à l'os tout entier.

Nous ne voudrions pas abandonner le compte rendu de ce travail si remarquable sans dire avec quel esprit clinique M. Louvet fait ressortir les caractères de maladie générale et comme infectieuse, affectés si souvent d'emblée par la périostite qu'il a décrite.

D'autre part, l'École de Lyon est loin de rester inactive. Deux élèves d'Ollier, Gamet et Augé, étudient les ostéites spontanées aiguës des adolescents. Gamet est le premier à proposer, selon les doctrines de son Maître, l'épithète d'*ostéo-périostite juxta-épiphysaire* (1862).

A ses yeux, la dénomination d'ostéite épiphysaire, choisie par Gosselin et excellente au point de vue clinique et étiologique, a le fâcheux côté de donner le change sur l'anatomo-pathologie, en portant à croire que l'épiphyse est plus souvent atteinte qu'elle ne l'est en réalité.

Or, pour cet auteur, une *ostéo-périostite* se développe d'abord entre l'épiphyse et la diaphyse, au-dessous du cartilage épiphysaire, dans la région précise où, d'après les travaux d'Ollier, se fait l'accroissement du squelette.

L'inflammation se transmettra donc plus naturellement du côté de la diaphyse, tandis que, au dessus, la présence du cartilage lui oppose comme une espèce de barrière, qui n'est point infranchissable, il est vrai; car si la pulpe cartilagineuse est trop complètement privée des éléments de sa nutrition, elle pourra se perforer et même se détruire d'une façon plus ou moins absolue.

Enfin Culot, frappé surtout de l'inflammation du tissu médullaire, présente sa Thèse sur la *Médullite aiguë* (1871).

Mais il faut avoir bien soin de retenir que, pour lui, ce tissu est à peu près réparti à toute la substance osseuse, et il faut noter qu'à ses yeux c'est bien plus une périostite qu'une inflammation de l'os lui-même qui constitue la lésion initiale.

Seulement, comme la couche ostéogène du périoste est formée, pense-t-il, par de la moelle, on comprend l'idée théorique qui le pousse à admettre l'extension de l'inflammation de ces couches superficielles, sous-périostiques du tissu médullaire, aux couches profondes, intra osseuses.

Culot est en quelque sorte le précurseur de Lannelongue, mais c'est un précurseur à·rebours, car Lannelongue admettra la propagation de la maladie, de la profondeur vers la superficie.

Si nous rassemblons tous les faits discutés par ces savants, et si nous les comparons entre eux, nous voyons qu'ils nous offrent des divergences plus apparentes que réelles, et que nous sommes en face moins de maladies distinctes que de variétés de la même maladie.

Aussi Gosselin les rapproche-t-il pour en tracer un tableau général dans ses cliniques et dans sa description *Ostéite* du *Dictionnaire de Jaccoud*.

« Si je n'ai pas décrit en autant d'articles séparés la *périostite*, l'*ostéomyélite* et l'*ostéite* proprement dite, c'est, nous dit-il, parce qu'une longue observation m'a appris qu'en pathologie ces trois parties, le périoste, l'os et la moelle, déjà si étroitement liées dans leurs dispositions anatomiques et dans leurs fonctions, sont solidaires les unes des autres, atteintes par les mêmes causes morbides, et en définitive *malades simultanément à des degrés divers*; je n'ai donc pas jugé convenable de décrire séparément *des lésions que la clinique nous présente presque toujours réunies.* »

Nous touchons ici à la phase critique de l'histoire qui nous occupe.

Elle est marquée par la présentation du premier Mémoire de M. Lannelongue à l'Académie de Médecine. (*Mémoire sur l'ostéomyélite aiguë*, 1878.)

Comment cet auteur va-t-il considérer l'inflammation spontanée qui frappe les os des adolescents?

Pour lui, c'est toujours initialement une *ostéomyélite* dans tout le sens histologique du mot, c'est-à-dire que l'inflammation commence et se propage par les éléments de la moelle osseuse.

Or la substance médullaire baigne l'os tout entier ; la couche ostéogène du périoste n'en est probablement qu'une expansion périphérique.

Mais la myélite est d'abord profonde, intra-osseuse, et comme elle ne tarde pas à s'entourer d'un travail d'ostéite, cela justifie le titre d'*ostéomyélite*.

Elle débute moins, comme on pourrait le penser, dans le canal médullaire lui-même qu'au niveau de cette région juxtaépiphysaire, où se fait une véritable encoche de tissu spongieux plongeant dans la diaphyse, et pour laquelle M. Lannelongue propose l'épithète de *bulbe osseux*.

C'est là qu'elle aboutit le plus rapidement et le plus sûrement à la suppuration; de là, qu'elle s'étend à l'épiphyse si le cartilage se perfore, qu'elle gagne le canal médullaire lui-même et les cavités creusées dans le tissu compact ; le pus et le travail inflammatoire se trouvant, du reste, promptement conduits à la superficie de l'os et au périoste, par les canaux de Havers, à travers lesquels les éléments du tissu médullaire accompagnent les vaisseaux.

Pour émettre des vues si catégoriques et qui ne laissent pas que de paraître séduisantes, M. Lannelongue se base :

Sur des considérations d'anatomie normale qui sont encore très-vivement discutées ;

Sur des preuves cliniques, telles que :

La suppuration du *bulbe osseux* ;

Celle du canal médullaire .

La suppuration intra-osseuse, d'une façon plus générale, laquelle commanderait, comme nous l'avons dit, la suppuration sous-périostique;

Et sur cette circonstance rencontrée dans diverses autopsies, à savoir : que les rameaux vasculaires présentaient, en sortant des canaux de Havers agrandis par l'ostéite raréfiante, « des appendices cotonneux et jaunâtres » dus à la présence d'un pus poisseux. Il y aurait là comme une espèce de *trépanation spontanée* (Chassaignac) propre à faire sourdre le pus à la surface de l'os.

Ce Mémoire de M. Lannelongue ne donna lieu qu'à une discussion incomplète au sein de l'Académie de Médecine, à laquelle il avait été présenté ; ou du moins, sauf MM. Panas et Gosselin, qui serrèrent de près la question, les champions ne tardèrent pas à s'égarer sur le terrain de la septicémie.

Mais, presque au même moment, une communication de notre cher Maître, M. Pamard, à la Société de Chirurgie, dont il est membre, provoquait l'examen du même sujet dans cette Société savante.

M. Lannelongue renouvela alors toutes les affirmations contenues dans son travail.

Devons-nous dire, comme c'est l'impression de M. Charvy, qui analyse longuement les controverses si vives auxquelles prirent part MM. Berger, Lannelongue, Trélat, Verneuil, Desprès, Tillaux, Marjolin et Lefort, que notre auteur fut à peu près seul à soutenir ses idées ?

Il y aurait, ce nous semble, un peu d'exagération à décrire un tollé aussi général.

Nous ne devons pas oublier que MM. Trélat et Desprès se rapprochèrent singulièrement de M. Lannelongue.

Par contre, MM. Tillaux, Marjolin et Lefort soutinrent, il est vrai, d'une façon expresse l'existence de la périostite phlegmoneuse essentielle.

M. Verneuil, qualifiant de *pur roman* les signes différentiels établis par Chassaignac entre les abcès sous-périostiques aigus et les ostéomyélites, émit le vœu que l'on cherchât à classer d'une manière plus vraie ces variétés d'une seule et même maladie.

Mais le plus éclatant adversaire de l'ostéomyélite fut, sans contredit, M. Berger, qui s'efforça de multiplier contre elle les objections anatomiques et cliniques. Parmi les faits qu'il fit connaître, avec MM. Marjolin, Lefort et Verneuil, il en est bien qui semblent appartenir à une inflammation du périoste sans lésions profondes, sans nécrose consécutive.

Pourtant, l'on ne s'entendit pas.

La question serait-elle du nombre de celles où, selon une aimable philosophie, personne n'a tort et tout le monde a raison?

Toujours est-il que, depuis l'époque de ces mémorables controverses, le champ reste ouvert à la discussion.

M. Lannelongue a fait paraître en 1880 un savant corollaire de sa première étude : nous voulons parler de son Mémoire sur l'*ostéomyélite prolongée.*

Puis, sous son inspiration, Lagrange a écrit une Thèse très remarquable sur les *abcès osseux consécutifs à l'ostéomyélite.*

De son côté, M. Berger a confié à la *Revue de Hayem* de 1882 un exposé extrêmement instructif de la question qui nous occupe.

Et le D' Charvy a été un peu son interprète en traitant de la *périostite phlegmoneuse diffuse* pour sa dissertation inaugurale (1882).

Citons encore, parmi les travaux récents ou que nous avons lus avec profit :

Paul Pion. *Parallèle des différentes interventions chirurgicales dans l'ostéomyélite aiguë.* (Thèse 1880.)

Sézary. *Ostéites aiguës chez les adolescents.* (Thèse 1870.)

Masse. *Abcès sous-périostiques aigus.* (Thèse 1867.)

Ranvier. Thèse inaugurale 1865, et Article *Ostéite* in *Archives de Physiologie,* 1868.

Nous nous résumerons en rappelant que :

1° Chassaignac établit une distinction trop absolue entre les abcès sous-périostiques et les inflammations qu'il fait dériver d'une ostéomyélite (*Abcès sous-périostique aigu. — Ostéomyélite*).

2° Klose et Gosselin s'attachent aux lésions du cartilage épiphysaire ou voisines de ce cartilage (*Ostéite, ostéo-arthrite épiphysaire aiguë des adolescents*, Gosselin. — *Décollement de l'épiphyse. — Méningo-ostéo-phlébite*, Klose).

3° Schützenberger à Strasbourg, Giraldès et Louvet à Paris, revendiquent la prépondérance du périoste: *Périostite phlegmoneuse diffuse* (Louvet), *Périostite rhumatismale* (Schützenberger), *Périostite aiguë* (Giraldès).

4° L'École de Lyon revient au rôle du cartilage et décrit une ostéo-périostite née au-dessous de lui, entre l'épiphyse et la diaphyse (*Ostéo-périostite juxta-épiphysaire*, Gamet). On est saisi de l'analogie de cette doctrine avec la localisation que Lannelongue admettra plus tard dans le bulbe osseux.

5° Culot voit surtout la médullite; mais, pour lui, c'est la couche sous-périostée de la moelle qui est initialement frappée (*Médullite aiguë*).

6° Par contre, aux yeux de Lannelongue, l'ostéomyélite, lésion obligée, est profonde, intra-osseuse. Elle prélude dans ce coin de tissu spongieux qui s'enfonce dans la diaphyse, au-dessous du cartilage épiphysaire, et elle se transmet aux parties voisines par l'intermédiaire des canaux de Havers (*Ostéomyélite aiguë. — Ostéomyélite chronique*).

7° Berger n'accepte pas cette théorie; il nie que l'os soit toujours et primitivement atteint, et cherche à établir des cas où tout s'est borné à de la périostite (*Ostéite et ostéomyélite*, Revue de Hayem. — *Périostite phlegmoneuse diffuse*, Thèse de Charvy).

Nous ne nous faisons pas illusion sur les nombreuses lacunes que peut présenter cet historique, malgré tous les détails que nous avons donnés.

Mais nous avons l'espoir de combler quelques-uns de ces vides dans le cours des divers chapitres de notre étude.

ÉTIOLOGIE. — PATHOGÉNIE.

CAUSES PRÉDISPOSANTES.

Age. — De toutes les conditions étiologiques, c'est la moins contestée.

On s'accorde à reconnaître que la maladie qui nous occupe apparaît généralement au-dessous de 20 à 25 ans.

Elle a sa plus grande fréquence entre 12 et 18 ans.

Klose fixe une moyenne de 14 ans.

Mais on l'a observée chez de tout jeunes enfants.

Les observations de Giraldès à l'hôpital des Enfants-Malades portaient sur des sujets au-dessous de 5 ans.

Des nouveau-nés en ont présenté des exemples, et non les moins graves. Bouchut cite dans son Traité ce cas bien curieux emprunté à la pratique de Valleix : Un enfant de 9 jours est pris de symptômes adynamiques ; il meurt après treize jours de maladie. A l'autopsie, on trouve une ostéite suppurée avec décollement des épiphyses à l'humérus gauche, au radius droit, au tibia droit, au tibia gauche, à la première vertèbre sacrée et à l'ischion. Pourtant les jointures n'étaient pas atteintes.

Ancell, dans le *Medic.-chirurgic. Transactions* (tom. XXIII, 1838), parle aussi d'une enfant de 9 mois qui présenta un gonflement au voisinage de toutes les articulations. La nécropsie démontra une ostéite suppurée avec décollement épiphysaire sur presque tous les os du corps. Ici, les jointures étaient envahies par le pus.

On a aussi des observations bien authentiques d'ostéite suppurée chez des enfants de 11 mois, de 18 mois, de 2 ans et demi.

Entre 5 et 12 ans, les cas sont peu nombreux.

A partir de cet âge, Louvet fournit la statistique suivante, qui établirait le maximum de fréquence à 16 ans :

4 à 12 ans.

6 à 13 ans.

5 à 14 ans.

5 à 15 ans.

8 à 16 ans.

5 à 17 ans.

5 à 18 ans.

De ce moment-là jusqu'à 23 ou 24 ans, on constate une progression décroissante. Et au-dessus de 24 ou 25 ans, on peut se demander si les observations présentées ne concernent pas de vieilles ostéites qui ont subi des poussées aiguës, ce que Lannelongue a décrit récemment sous le nom d'ostéomyélite prolongée ou chronique.

Nous sommes ainsi autorisé à conclure que la maladie qui nous occupe appartient à l'enfance et à l'adolescence, mais *surtout à l'adolescence.*

Cette notion est importante au point de vue de la physiologie pathologique.

Sexe. — Les jeunes garçons sont de beaucoup plus souvent atteints que les jeunes filles. Loin de voir dans ce fait une influence mystérieuse des sexes, il nous semble bien plus naturel de le rapporter à l'action, plus commune chez les jeunes garçons, des circonstances hygiéniques ou occasionnelles, dont nous parlerons tout à l'heure.

Constitution. Tempérament. Intoxications. Maladies générales et diathèses. — Vainement chercherait-on dans la faiblesse constitutionnelle et dans le tempérament lymphatique les causes prédisposantes de l'ostéite aiguë chez les adolescents.

Bien au contraire, dans la majorité des cas, on note que le sujet a été jusque-là fort, vigoureux. Sézary les a même trouvés, pour la plupart, doués d'un tempérament sanguin.

Mais si la pauvreté de la constitution et le lymphatisme du tempérament sont insuffisants à constituer des éléments étiologiques, du moins faut-il leur reconnaître une action des plus considérables sur la marche des symptômes et la gravité de la maladie.

C'est, à nos yeux, dans le même sens, c'est-à-dire en épuisant l'organisme, et non par une relation de cause à effet, que peuvent agir les fièvres générales au déclin desquelles on a quelquefois observé les ostéites aiguës : telles sont les fièvres éruptives, comme la rougeole et la variole, et la fièvre typhoïde, dont M. J. Rendu a certainement exagéré les rapports avec l'ostéomyélite. (Thèse, 1880.)

Certaines cachexies ont aussi été incriminées, le scorbut notamment : Périostite scorbutique de Gerdy. Il faut citer le fait remarquable dont Dumontpallier entretint la Société anatomique en 1852. Il s'agissait d'un enfant de 10 ans, dans le squelette duquel l'autopsie révéla, en même temps qu'un décollement des épiphyses à peu près généralisé, de vastes épanchements sanguins étendus sous le périoste.

Gerdy encore et Graves ont décrit une périostite mercurielle suppurée, en rapport avec l'abus du mercure; mais nous ne pensons pas que ces faits exceptionnels rentrent bien exactement dans notre sujet.

L'état puerpéral a été aussi invoqué.

Nous passons à l'examen des *diathèses*.

Nous éliminerons bien vite la scrofule, dont les altérations lentes, successives, évoluent d'une façon si différente des ostéites à début brusque, à marche aiguë et souvent suraiguë, qui font l'objet de notre travail.

Devons-nous admettre davantage l'influence de la syphilis, supposée, paraît-il, par Graves et Wormser, puisqu'ils ont décrit des cas de périostite syphilitique suppurée, et soutenue par Bazin, qui prétendait avoir toujours rencontré cette diathèse chez les ascendants des jeunes malades, lorsque le traumatisme faisait défaut ? Mais c'est sans le moindre succès que les auteurs les plus recommandables on renouvelé sur ce point la même recherche; et puis, est-il possible de penser qu'une ostéite, telle que nous les décrivons, éclate comme première et comme seule manifestation d'une syphilis que ne révélerait aucun autre accident, surtout parmi les accidents secondaires habituels ? Cette réflexion suffit, ce nous semble, à écarter une telle donnée étiologique.

Il est plus délicat de fixer les rapports avec le rhumatisme. On ne saurait méconnaître qu'il y ait entre les deux états une analogie qui peut même tromper au début. Elle est établie par les faits suivants : D'abord les prodromes, qui consistent en douleurs erratiques dans les membres et les articulations ; puis les circonstances étiologiques, à savoir : l'influence du froid et celle de la fatigue, soit locale, soit générale ; ensuite l'importance de la fièvre et des symptômes généraux, qui, réunis, donnent si bien, surtout au début, le tableau d'une affection *totius substantiæ* ; enfin on a noté des antécédents rhumatismaux dans un certain nombre de cas : on en a vu un se produire au déclin d'une pleurésie rhumatismale, d'autres se sont compliqués de péricardite.

Sézary lui-même, qui est cependant un des auteurs qui ont le plus combattu ce rapprochement, rapporte qu'un de ses malades eut, neuf ans après son ostéite, qui avait siégé au tibia gauche, une attaque de rhumatisme articulaire généralisé qui atteignit surtout l'articulation fémoro-tibiale correspondante et finit par y produire une ankylose.

On comprend que toutes ces circonstances aient frappé des observateurs tels que Schützenberger, Klose, Chassaignac, Giraldès et Louvet.

Nous savons que Schützenberger et Giraldès, dans leurs premières recherches, décrivaient la maladie sous le nom de périostite rhumatismale.

Aujourd'hui, cette théorie est à peu près abandonnée.

D'abord, il faut bien convenir que tous les cas d'ostéite des adolescents ne présentent pas la même allure de maladie générale et que cela diminue leurs relations avec le rhumatisme articulaire aigu, le seul en cause ici.

Puis, pour ce qui concerne l'étiologie, aux yeux des contemporains, le froid humide paraît perdre de jour en jour de son importance, tant dans le rhumatisme que dans l'ostéite.

Nous pensons qu'ici il peut être considéré comme une *cause occasionnelle* fréquente et puissante, mais nous ne croyons pas que son action s'étende plus loin.

Et pour nous, comme pour la majorité des auteurs récents, la véritable cause prédisposante est celle que le titre du paragraphe ci-après résume déjà.

État anatomique et fonctionnel des os, en vue de leur ossification et de leur accroissement. Soudure des cartilages épiphysaires. — Si nous étudions le squelette, nous le trouvons, de la naissance à l'âge adulte, plus ou moins mou, pulpeux, baigné par un blastème de cellules embryonnaires et embryoplastiques, lesquelles jouent évidemment un très grand rôle dans le travail de l'ossification et entretiennent au sein de l'organe cette activité vasculaire et nutritive dont on ne rencontre l'équivalent à aucun autre âge de la vie.

N'est-il pas bien naturel de rapporter à cette irritation physiologique la véritable source des ostéites dont nous traçons l'histoire ?

Cette notion concorde pleinement avec celle que nous avons acquise sur l'âge.

Elle est appuyée par deux autres ordres de faits :

1° Ces inflammations si vives et généralisées d'une façon parfois si rapide des tout jeunes enfants, chez qui le squelette n'est encore qu'une masse embryonnaire ;

2° La fréquence des désordres graves en ce point dia-épiphysaire qui sert à l'accroissement des os en longueur.

Mais ici, une divergence s'élève entre M. Ollier et M. Gosselin, lorsque ce dernier paraît faire entendre que l'achèvement de l'ossification dans le cartilage de l'épiphyse marque l'apogée du travail nutritif, Sézary et Ollier soutenant que c'en est au contraire la terminaison, le dernier degré.

Aussi bien, si l'on ne veut pas admettre les idées de M. Gosselin, toutes propres qu'elles nous paraissent à éclairer l'étiologie, c'est par l'intervention plus sensible des causes secondaires à la fin de la seconde enfance qu'il sera logique d'expliquer que les ostéites spontanées atteignent surtout les adolescents.

Hygiène. — Louvet et Sézary sont disposés à accorder une très grande influence à toutes les causes débilitantes et aux mauvaises conditions hygiéniques de toute nature : impressions morales tristes, misère, logements insalubres, insuffisance de l'alimentation.

Un certain nombre de cas portent pourtant sur des sujets aisés. Les observations de Morven-Smith, dans son travail paru en 1839 sur la trépanation des os dans le cas de suppurations intra-osseuses, sont à citer à cet égard. L'une des nôtres est bien significative aussi.

Nous pensons qu'une importance plus légitime appartient à ce que M. Gosselin a appelé le *surmenage,* et que l'on conçoit pouvoir revêtir des formes diverses subordonnées à la condition des malades. Il suffira qu'intervienne un exercice immodéré et fatigant, apte à exagérer la circulation dans le squelette en même temps qu'à imprimer une altération à la santé générale. Tel : un travail pénible et prématuré imposé à un adolescent, l'obligation pour lui de porter ou de traîner des poids au-dessus de ses forces, la station verticale trop longtemps soutenue, de longues courses plusieurs fois répétées; toutes causes qui, il faut en convenir, agissent de préférence sur les enfants de la classe ouvrière.

Professions. — Sézary a tenté à l'Hôtel-Dieu de Lyon une statistique des professions, mais il n'est arrivé à rien de précis.

Il émet cette considération intéressante, que la profession de tisserand, qui fournit tant de scrofuleux et de tuberculeux, n'est représentée que par un malade sur les 32 qu'il a observés, ce qui vient encore à l'appui de l'indépendance de la diathèse scrofuleuse et de l'ostéite aiguë des adolescents.

Prédisposition de nature inconnue ! Hypothèse d'un agent infectieux. — Dans un assez grand nombre de cas (16 sur 32, Sézary), il est impossible de retrouver une trace de surmenage ni aucune des causes occasionnelles dont nous allons parler plus loin.

C'est pour ces formes en apparence tout à fait spontanées que Louvet écrivait en 1867 : « Comme pour beaucoup d'autres affections, comme pour le phlegmon diffus surtout, il faut accorder une large part d'influence à la *prédisposition individuelle,* cause vague, inconnue dans son essence, mal déterminée et pourtant évidente, puisque sur un grand nombre de sujets qui peuvent se trouver dans les mêmes conditions, exposés aux mêmes dangers, un seul se rencontre qui sera atteint de périostite phlegmoneuse diffuse. »

M. Gosselin croit à la *viciation du sang par une croissance trop rapide.* Cette idée n'a eu que peu d'écho.

Et cependant il faut bien expliquer tant les formes spontanées de la maladie que la gravité des symptômes généraux qui en marquent le cours, avant même souvent qu'il se soit rien manifesté du côté de l'os.

Nous citerons encore Louvet : « Dès le début, alors que les accidents locaux manquent ou attirent peu l'attention, on trouve un état fébrile grave, avec troubles gastriques très marqués et un profond ébranlement du système nerveux central et de toutes les fonctions; souvent même la maladie revêt une physionomie typhoïde bien accusée. *On se trouve porté à admettre l'imprégnation de toute l'économie par un élément septique, infectieux, qui domine la scène.* »

Blandin a voulu voir cet élément dans la *pyohémie par phlébite médullaire suppurée.* Mais très souvent les veines ne présentent pas de suppuration appréciable.

Roser se prononce pour *une fièvre pseudo-rhumatismale septique* ?

Klose (de Breslau), dont nous avons décrit les idées sur la phlébite, invoque encore une altération chimique spéciale de la graisse médullaire : c'est une hypothèse.

Nous attachons plus de prix aux belles recherches par lesquelles Max Schuller, Lücke, Klebs et Recklinghausen ont démontré tout récemment la présence de micrococci dans les produits de l'ostéite des adolescents, ainsi qu'aux expériences particulièrement intéressantes de Maas et de Th. Kocher, que l'on trouve consignées dans les *Archiv. für klinische Chirurgie*, tom. XX, XXIII, pag. 101 à 105.

Dans une première catégorie de faits, Kocher s'entoure de toutes les précautions antiseptiques pour détruire une portion de moelle. Cette destruction, ainsi pratiquée, n'entraîne ni nécrose ni phénomènes généraux graves.

Si, au contraire, il injecte dans le point trépané des liquides septiques contenant des bactéridies en activité, la nécrose a lieu et la mort survient par ostéomyélite.

Mais le résultat le plus frappant est celui-ci :

Si, après avoir lésé la moelle en gardant toutes les précautions antiseptiques, afin d'éviter l'infection putride locale, on nourrit les animaux en expérience avec des substances septiques, l'ostéite prend un caractère grave et l'animal meurt avec tous les signes d'une infection générale.

L'auteur rappelle à ce propos les faits du même ordre observés par M. Chauveau dans ses études sur le bistournage.

Il semble rationnel d'admettre, après ces expériences, qu'en dehors des altérations locales du pus lorsqu'il communique avec l'air, des agents infectieux puissent agir *primitivement* sur le sang pour donner à l'affection qui nous occupe le caractère de gravité qu'elle revêt si souvent.

Il resterait à déterminer la nature exacte de ces agents et la voie par laquelle ils s'introduisent dans l'économie.

Mais c'est une question que nous posons, sans être personnellement à même de la résoudre.

CAUSES OCCASIONNELLES.

Le *froid* est une des plus souvent citées.

Il s'agit d'enfants qui sont restés plusieurs heures dans des endroits souterrains et humides, ou qui ont gardé les pieds plongés dans la neige ou dans l'eau froide (observations de Morven Smith, Klose, Chassaignac, Schützenberger, Giraldès, Sézary et Lannelongue).

Traumatismes. — L'idée d'un traumatisme comme *cause occasionnelle* de l'ostéite des adolescents ne répugne pas. Mais, ainsi que le fait observer M. Gosselin, ces accidents, dans les cas où on les invoque, ont été à peine remarqués des malades et ont en général bien peu d'intensité comparativement aux effets graves observés ultérieurement. « La violence extérieure, dans les fractures par choc direct, a une bien autre importance, et cependant combien il est rare de voir les symptômes fébriles et la suppuration intervenir après les fractures des jeunes sujets ! »

Fatigues, courses, etc. — Isolées, ces causes n'auraient que peu d'action. Elles en acquièrent en se répétant, mais elles nous ont paru rentrer ainsi dans le chapitre de l'Hygiène, et c'est pourquoi nous les avons décrites plus haut.

ANATOMIE PATHOLOGIQUE.

Nous décrirons successivement ce qui se passe dans le périoste, dans le tissu compacte, dans la moelle et dans l'épiphyse.

Périoste. — Il est assez difficile de surprendre les phénomènes initiaux. Quand ils ont été observés, on a trouvé le périoste injecté, sous forme de plaques rouge jaunâtre ou d'arborisations, avec perte de la transparence et de l'état nacré.

A cette tuméfaction simplement congestive vient s'ajouter un épaississement dû à la sécrétion d'un liquide séro-fibrineux, d'aspect gélatineux, qui s'infiltre dans les mailles du tissu périostique et s'accumule sous sa face interne en déchirant quelques relations vasculaires, ce qui explique la teinte rougeâtre de l'exsudat. Le périoste commence alors à se décoller et à présenter moins de résistance.

Bientôt et souvent de la façon la plus rapide se produit la suppuration, dont les effets aboutissent aux lésions les plus graves. Tantôt les collections purulentes sont bien limitées, mais nombreuses, et on les voit correspondre d'une façon remarquable aux collections intra-osseuses ; tantôt tous ces petits abcès se réunissent pour constituer une vaste nappe purulente, au niveau de laquelle le périoste, décollé et privé des éléments de sa nutrition, se mortifie, en faisant communiquer la collection purulente avec le tissu cellulaire profond du membre. Cette ouverture, qui dépend de l'étendue de la destruction du périoste, va de la simple déchirure à la perte totale de substance sur une grande surface. Gosselin note qu'on a parfois beaucoup de difficulté à retrouver même de simples traces du périoste, et il serait porté à se demander s'il n'y a pas plutôt résorption que mortification.

1° Congestion ;.

2° Exsudation et épaississement ;

3° Suppuration et décollement ;

4° Gangrène et destruction plus ou moins complète, tels sont donc les quatre degrés essentiels parcourus par les lésions du périoste.

M. Gosselin a enseigné que la suppuration pouvait se produire soit au-dessous, comme nous venons de le décrire, soit dans l'épaisseur, soit au-dessus du périoste. Mais ces deux derniers cas sont tellement rares, s'ils existent, et la constitution anatomique du périoste les rend si peu probables, que nous prendrons la liberté de les révoquer en doute, en tant du moins que suppuration du périoste proprement dit. Mais on peut admettre qu'il se passe quelquefois, relativement à la membrane d'enveloppe des os, ce qui se produit dans certaines adénites où le ganglion enflammé échappe à la suppuration, tandis qu'un abcès se forme dans le *tissu cellulaire* voisin.

L'abcès sous-périostique reçoit de nouvelles quantités de pus des parties profondes et tout particulièrement de l'épiphyse suppurée.

Quand il est ainsi symptomatique de lésions générales, le pus se trouverait constamment mélangé, selon Chassaignac, à des globules huileux, les globules de la graisse des os, et ce serait un des éléments du diagnostic différentiel entre l'ostéomyélite et l'abcès sous-périostique simple.

Mais cette loi a été si fréquemment contestée par les observateurs les plus attentifs, que l'on peut la tenir à tout le moins pour suspecte.

A côté des points qui suppurent, le périoste en présente d'autres où l'irritation plus faible, bornée à la période plastique et exsudative, aboutit à la production d'os nouveau, quelquefois sur une large surface. Le plus souvent, ce sont de simples jetées osseuses que l'on voit alterner avec les collections purulentes, de façon à leur constituer comme des espèces de loges incomplètes.

Le pus est parfois blanc, crémeux, bien lié et de bonne qualité; mais il est plus souvent séreux, sanieux et fétide, et mélangé de flocons d'albumine et de fibrine, ainsi que de parties sphacélées en voie de décomposition.

Tissu compacte de la diaphyse. — On y trouve ou de l'ostéite ou de la nécrose, souvent les deux réunies, parce que; ainsi que le dit Louvet, ce sont les degrés successifs d'un même processus morbide.

L'intérêt majeur de cette étude réside dans les canaux de Havers : les vaisseaux s'injectent, les parois osseuses se résorbent, les éléments cellulaires sont le siège d'un travail inflammatoire qui aboutit souvent à la suppuration : observations de Lannelongue, principalement Obs. xviii, où l'auteur note que les vaisseaux présentent des « appendices cotonneux et jaunâtres » qu'il attribue à l'existence d'un pus poisseux.

Par cet agrandissement des espaces canaliculaires, une sorte de fistule s'établit entre les parties profondes et l'extérieur de l'os. C'est ce que Chassaignac a nommé la *trépanation spontanée*.

Sur d'autres points, au contraire, se fait un travail d'hyperostose, ostéite condensante, surtout fréquente dans les cas d'ostéomyélite prolongée.

Mais si l'affection a beaucoup d'intensité, les rameaux vasculaires se distendront outre mesure, l'exsudation se brisera contre les parois solides du canal de Havers, et, la circulation se trouvant de plus en plus gênée, la mortification surviendra.

On a vu quelquefois des séquestres exsangues et qui n'avaient presque pas changé dans leur constitution physique et chimique; c'est que sans doute dans ces cas-là le processus avait été assez rapide pour que la nécrose se produisît d'emblée.

Elle s'étend plus ou moins loin. Rarement générale (épiphyse et diaphyse réunies ou diaphyse tout entière), elle n'occupe le plus souvent que des lames plus ou moins vastes, et même assez fréquemment n'atteint que de fines lamelles, auxquelles leur situation assez habituellement superficielle permettra de devenir plus tard le siège du phénomène qui a été désigné sous le nom d'*exfoliation insensible*.

M. Lannelongue, qui étudie avec soin ces accidents, dont il est peut-être disposé à exagérer le caractère de fatalité, en reconnaît plusieurs variétés qu'il subordonne, comme nous le faisons nous-même, à l'intensité primitive de l'affection, intensité dont il voit les signes dans la destruction de la moelle, le plus ou moins d'étendue du décollement périostique, etc.

Il est rare d'observer dans la diaphyse de véritables pertes de substance; c'est, en somme, le tissu compacte qui résiste le plus énergiquement au travail inflammatoire, et les collections s'y forment avec beaucoup de difficulté.

Tout au plus note-t-on que la surface de l'os est érodée, comme parsemée de dépressions, de petites cavités irrégulières d'où l'on voit sourdre du pus (Louvet).

Si le périoste vient à s'appliquer plus tard sur ces ulcérations en produisant de l'os nouveau, on conçoit que la perte de substance prenne les apparences d'un abcès diaphysaire, puisqu'elle est alors limitée de toute part par du tissu osseux.

Il n'est même pas besoin d'une perte de substance préalable du corps de l'os pour créer ce que l'on peut appeler un *faux* abcès diaphysaire. Il suffira que le périoste emprisonne à une époque plus ou moins avancée de la maladie l'abcès sous-périostique ordinaire dans des lames osseuses de nouvelle formation (fait de ce calcanéum autour duquel un abcès périosté fut changé en un abcès intra-osseux: Lannelongue et Lagrange).

Moelle. — Nos observations personnelles portent, comme on le verra plus loin, sur des cas où le canal médullaire fut fortement atteint. Mais il n'en est pas toujours ainsi, et les auteurs, y compris Lannelongue et Lagrange, sont d'accord à reconnaître que souvent, alors que la région spongieuse, le bulbe osseux pour Lannelongue, est nettement suppurée, la moelle du canal médullaire est simplement enflammée ou même intacte.

Il faut remarquer d'ailleurs qu'à ce niveau l'inflammation, se limitant difficilement, tend d'emblée à la suppuration diffuse, et que si, en certains points, le pus arrive à se substituer d'une façon complète aux éléments de la moelle, les parois d'une cavité purulente ont de la peine à s'établir (Lagrange).

Tout à fait au début, on note de la congestion et de la rougeur, celle-ci quelquefois accrue jusqu'à la teinte livide par la production d'hémorrhagies partielles. La moelle a perdu de sa consistance et elle se laisse facilement détacher du canal médullaire.

Plus tard, apparaissent des points gris jaunâtre qui sont l'indice de la suppuration.

Ils peuvent être disséminés au milieu d'une moelle saine ou peu malade. (Petit, Chalvet, Société anat., 1860.)

D'autres fois ils sont assez confluents pour former des collections purulentes de la grosseur d'un pois. (Lannelongue, Obs. XIV), d'un haricot (Obs. XVII), d'une petite noisette (Cartaz, Société anat. 1872.)

« Nous rendrons bien notre pensée, conclut le Dr Lagrange, si nous disons que trois degrés nous conduisent de l'infiltration purulente à l'abcès médullaire. Dans le premier degré, la matière purulente, au lieu d'être diffuse, est réunie sous forme de points jaunâtres ; dans le deuxième degré, nous trouvons de petites cavités purulentes à bords déchiquetés, entourées de points rouges voisins de la suppuration ; dans le troisième enfin, nous avons des collections bien limitées, ayant autour d'elles une moelle à peu près intacte. »

On a vu quelquefois une fusée purulente occuper l'axe de la moelle dans toute sa longueur.

Chassaignac croyait à l'existence, aujourd'hui démontrée inexacte, d'une toile tapissant le canal médullaire, et il enseignait que le décollement de cette toile était constant dans l'ostéomyélite. C'est encore une conclusion de son Mémoire qui a perdu toute valeur.

Si maintenant nous cherchons à pénétrer le processus histologique des lésions que nous venons de décrire, nous trouvons dans Ranvier, qui fait autorité sur la matière (Mémoire Ostéite, carie et tubercules des os, *in Archiv. de Physiol.* de Brown-Sequard, 1868), l'indication des deux faits capitaux qui suivent, confirmés d'ailleurs par la plupart des recherches étrangères.

Ce sont :

1° La disparition constante des cellules adipeuses, déjà entrevue par Verneuil. (*Note sur les cellules du tissu médullaire des os.* 1852.)

2° La formation et la prolifération de cellules embryonnaires, auxquelles il est possible de reconnaître diverses origines , soit : 1° Une évolution spéciale des cellules adipeuses, antérieurement décrite par Ranvier dans son travail sur l'action du phosphore (1866) ; 2° La transformation des éléments de la moelle (médullocelles et myéloplaxes) par des mécanismes qui ne nous arrêteront pas ici ; 3° Celle du tissu connectif qui dans la moelle adipeuse accompagne les vaisseaux ; 4° Enfin, tous les phénomènes de diapédèse, et particulièrement celle des globules blancs du sang.

Cette suractivité cellulaire constitue, d'après l'auteur, le fait essentiel de l'inflammation ostéite. Elle s'accomplit dans les espaces médullaires du tissu spongieux, dans la couche sous-périostique et dans les canaux de Havers aussi bien que dans le canal médullaire lui-même. Les lésions qui surviennent en sont la simple conséquence : c'est ainsi qu'avec une irritation forte elle aboutira à l'ostéite raréfiante et à la suppuration, et avec une irritation faible à l'hyperostose et à l'ostéite condensante.

Épiphyse. — (Tissu spongieux). — Sous ce titre, nous comprenons volontiers, avec M. Lagrange, toute cette région spongieuse que l'on pourrait appeler épiphyse chirurgicale, et qui se compose de l'épiphyse proprement dite et de cette portion de la diaphyse dans laquelle il n'y a plus de canal médullaire — bulbe osseux de Lannelongue, — ces deux parties étant elles-mêmes séparées dans l'adolescence par le cartilage de conjugaison, ou cartilage conjugal, comme l'appelle le même chirurgien.

Ce chapitre contiendra donc l'anatomie pathologique de l'épiphyse proprement dite, celle du cartilage et du bulbe osseux.

On sait que c'est dans le bulbe osseux que Lannelongue place le point de départ de la maladie. De l'analyse de ses observations, il ressort que les cavités purulentes s'y forment de préférence.

Résultat important : le cartilage est respecté dans une proportion de 15 cas sur 100.

On a vu le détachement de la diaphyse s'effectuer au niveau des bulbes osseux suppurés, alors que les épiphyses étaient bien vivantes et que le cartilage était intact et de toute part entouré de tissu osseux.

Aussi bien, dans de nombreuses observations (Petit, Chalvet, Lannelongue), on note qu'il est nettement séparé de l'abcès sous-jacent par une couche osseuse d'épaisseur variable.

Quelquefois même il est ossifié, et ce sont des cas de ce genre (Leroy des Barres, Société anatomique, 1870) qui ont pu faire penser à tort, parce que l'on rencontrait un abcès à peu près au niveau même où le cartilage eût dû être, qu'il avait été atteint d'une suppuration primitive et détruit par elle.

Semblable travail d'ossification est un phénomène rare dans l'ostéomyélite aiguë ; il est plus fréquent dans l'ostéomyélite chronique.

Si, à l'examen de ces faits, on ajoute cette considération que le cartilage se nourrit surtout aux dépens des tissus qui l'avoisinent, qu'il est pauvre en vaisseaux et, par suite, jusqu'à un certain point rebelle à l'inflammation, on n'aura pas de répugnance à admettre cette idée, émise par Chassaignac et acceptée par Lannelongue, à savoir : qu'il oppose comme une espèce de barrière aux progrès de la maladie vers l'épiphyse.

Il n'y a pas de pareil moyen de protection du côté du canal médullaire et il est tout naturel de conclure que l'inflammation s'y propage plus facilement ; mais ce n'est là qu'une règle très générale à laquelle les exceptions sont loin de faire défaut.

Lagrange cite comme un fait très rare le retentissement sur l'épiphyse à travers un cartilage intact. (Alling, Société anatomique.)

Le plus souvent, quand l'épiphyse est atteinte, c'est que le cartilage lésé a livré passage aux collections sous-jacentes.

Des cas où on l'a trouvé rouge, injecté de sang, ont fait penser qu'il pouvait être le siège d'un véritable travail inflammatoire. Mais il est probable que le plus souvent ses altérations sont secondaires et subordonnées à l'entrave mise à sa nutrition par les désordres du voisinage. Il subit alors la régression graisseuse, se détruit insensiblement et disparaît en partie ou en totalité.

Lannelongue a observé des cas où le pus en occupait toute la place : l'épiphyse ne restait adhérente au reste de l'os que par quelques liens périphériques du périchondre et du périoste.

Par contre, Chassaignac a très bien décrit une communication au moyen de canaux multiples qui se rendent aux noyaux d'ossification de l'épiphyse, et de là repartent pour gagner le cartilage de l'articulation voisine.

On peut le voir aussi largement détruit à son centre, tandis qu'une couronne de tissu sain subsiste à la périphérie.

Quoi qu'il en soit, la perforation une fois établie, il y a connexité de lésions entre la partie supérieure de l'épiphyse et celle qui plonge dans la diaphyse, et pour laquelle nous avons accepté la dénomination de bulbe osseux.

C'est dans les trabécules de la substance spongieuse que le processus inflammatoire dont nous avons parlé précédemment s'exerce avec le plus de facilité et d'intensité. Les collections qui s'y forment, d'abord multiples, ne tardent pas à se réunir, grâce à la chute, par nécrose, des lamelles qui les séparaient. Aussi n'est-il pas rare de voir flotter de petits séquestres au milieu d'un pus de nature variable, comme celui des collections sous-périostiques.

La marche aiguë de la maladie ne laisse pas à des membranes pyogéniques le temps de s'organiser. Lagrange croit en avoir observé une chez un jeune sujet dont la mort survint au bout d'un mois.

Si nous étudions les parois de l'abcès, nous les trouvons rarement unies, plus souvent déchiquetées, hérissées de saillies entre lesquelles se montrent des alvéoles purulentes, qui versent leur contenu dans l'intérieur de la cavité.

Bien loin d'être toujours constituées par de l'os vivant, elles sont quelquefois nécrosées sur une portion très vaste de leur étendue. C'est alors que, par l'élimination d'un séquestre, le pus peut arriver à communiquer largement avec l'extérieur de l'os.

D'autres fois au contraire, il n'y est conduit que par les étroites fistules dont nous avons expliqué plus haut le mode de formation (agrandissement des canaux de Havers), disposition qui est surtout en rapport avec les abcès un peu profondément situés ou chroniques.

Mais si la masse purulente s'élargit assez pour n'être plus entourée que d'une coque amincie et fragile sur tout son pourtour, on a de grandes chances de voir se produire une solution de continuité. Ces fractures spontanées reçoivent différents noms, selon la hauteur à laquelle elles s'effectuent.

C'est ainsi que l'on note :

1° Le *décollement épiphysaire*, qui est le détachement de l'épiphyse au niveau précis du cartilage de conjugaison. C'est un accident plus rare qu'on ne l'a pensé, parce qu'on a dû souvent le confondre avec le détachement de la diaphyse qui se fait plus bas, dans le bulbe osseux. Lannelongue en cite onze exemples. Cet auteur a soin de distinguer les décollements en intra ou extra-articulaires, suivant que le cartilage est compris dans l'articulation (fémur) ou situé en dehors d'elle (tibia). C'est un point de vue important quant à la pathogénie de l'arthrite.

2° *Détachement de la diaphyse*. Cinq observations de Lannelongue. — Se produit au niveau du bulbe osseux et peut siéger aux deux extrémités du corps de l'os. C'est un accident qui ménage mieux le développement ultérieur de la croissance, parce que, ainsi que nous l'avons dit, l'épiphyse et le cartilage sont susceptibles de rester plus ou moins intacts dans l'un des fragments. Comme dans toute fracture, on peut observer des déplacements variables suivant la direction, suivant l'épaisseur, rotation selon l'axe. On a même vu la luxation du fragment articulaire.

3° *Détachement d'apophyses*. — Pareil détachement peut atteindre une apophyse seule. C'est ce qui est arrivé quelquefois pour le grand trochanter.

4° *Fractures spontanées*. — Bien que tous ces accidents ne soient, en somme, que des fractures spontanées, on réserve plus spécialement ce nom aux solutions de continuité qui surviennent dans le corps même de l'os, quand il est nécrosé profondément et qu'à l'extérieur les couches osseuses de nouvelle formation sont insuffisamment résistantes pour supporter le poids du membre ou l'action des mouvements. C'est dire que ce dernier fait, qui porte presque exclusivement sur le fémur (six cas de Lannelongue, un de Demons, un autre de Berger), relève surtout des suites de l'ostéomyélite aiguë. Ritter en a cité un cas survenu sur la partie moyenne d'une des clavicules.

Arthrite. — Elle peut exceptionnellement se produire sans pénétration articulaire et par l'effet d'un simple retentissement de la maladie ; il est rare qu'elle dépasse alors la période plastique.

Mais le plus souvent elle résulte de l'envahissement de la synoviale par les produits de l'ostéite suppurée.

Chassaignac avait posé cette loi : que la propagation se faisait de bas en haut, c'est-à-dire sur le trajet ascendant des membres. Ceci est faux, et, en réalité, le pus gagne la jointure la plus voisine.

En thèse générale, cet envahissement est lent, secondaire ; Chassaignac a pu dire avec raison que l'arthrite purulente ne se déclarait presque jamais avant le douzième jour de la maladie. Mais il est des circonstances anatomiques propres à en hâter beaucoup la manifestation sur certains points.

C'est ainsi qu'elle pourra constituer un phénomène du début dans les articulations de la hanche et du coude, où l'épiphyse, le cartilage et la naissance de la diaphyse des deux os, humérus et fémur, sont inclus dans la synoviale articulaire. Il en est de même, vers la fin de la période de développement, des extrémités supérieure de l'humérus et inférieure du péroné. Étant donnée cette disposition spéciale, on comprend que toutes les conditions dont nous avons parlé plus haut (élimination de séquestres, décollement épiphysaire, détachement de la diaphyse ou d'apophyses, etc.) puissent ici rapidement aboutir à la création d'une arthrite purulente.

Celle-ci sera au contraire infiniment plus tardive si la propagation se fait par les parties molles, le pus ayant à traverser toutes les couches des tissus cellulaire, musculaire et fibreux, avant d'arriver à la synoviale elle-même et d'y pénétrer.

Entre ces deux modes extrêmes d'envahissement, il faut citer ceux que MM. Gosselin et Chassaignac ont très bien observés.

M. Gosselin a vu le pus se faire jour, en contournant la jointure, sous le périoste et le périchondre, plus ou moins détruits par l'inflammation. Faisons remarquer que le périoste, quand il va se confondre avec les ligaments et la capsule fibreuse, est beaucoup plus adhérent, beaucoup moins vasculaire et susceptible d'altérations inflammatoires qu'en tout autre point de l'os : ce sont sans doute autant d'obstacles à l'établissement du trajet qui doit conduire le pus.

Plus directe et probablement aussi plus rapide est la propagation à travers l'épiphyse et les cartilages diarthrodiaux, celle qu'avait vue M. Chassaignac lorsqu'il décrivait de petits canaux fongueux versant le pus de l'abcès épiphysaire dans l'articulation. Avant même que cette communication soit établie, et évidemment pour y présider, le cartilage diarthrodial subit des pertes de substance taillées à l'emporte-pièce, ou bien se déprime en godets (Lannelongue), par usure de sa couche la plus profonde. Ce sont deux processus un peu différents, mais qui conduisent au même résultat, la perforation.

La couche osseuse sous-jacente subit une nécrose. Dans certains cas, ou pouvait extraire et replacer le petit séquestre. (Leroy des Barres, Société anatomique, 1870.) Il est bientôt défoncé par le pus, et l'abcès épiphysaire s'ouvre en divers points ou par un seul canal dans l'articulation.

L'arthrite est donc, au premier chef, une arthrite propagée. Aussi est-il rare d'y observer des phénomènes inflammatoires très actifs, le plus souvent les caractères anatomiques de la synoviale sont conservés. On la trouve quelquefois rouge, dépolie et un peu épaissie.

Chassaignac voulait que le pus fût assez abondant pour déformer la capsule synoviale. Si ce signe existait toujours, il serait précieux pour le diagnostic.

On a vu l'arthrite servir dans quelques cas à la propagation de la maladie à l'extrémité osseuse voisine.

Parties molles. — Subissent dans les cas graves toutes les lésions du phlegmon diffus, peuvent être le siège de gangrène (Louvet), d'érysipèle.

Les muscles sont disséqués, isolés. On trouve des abcès dans leur gaîne, et il s'y produirait, selon Billroth, un travail embryonnaire analogue à celui que nous avons décrit au sein du tissu osseux.

Le même chirurgien et Klose ont insisté sur la phlébite et les coagulations veineuses. Nous renvoyons à ces auteurs.

Les artères et les nerfs sont toujours respectés.

Les aponévroses qui vont se sphacéler présentent une teinte jaune verdâtre sur laquelle insistait Chassaignac.

Les *complications générales* sont :

Toutes celles de l'infection purulente, arthrites purulentes et abcès métastatiques ;

Les accidents cérébraux, surtout dans les cas d'ostéite des os du crâne.

La péricardite a été plusieurs fois observée, indépendamment de l'infection purulente, la pleurésie aussi.

Comme complication rare, il faut citer l'Obs. iii de Louvet : Phlébite suppurée des sinus veineux intra-crâniens chez un sujet qui avait une ostéite des deux tibias et de la clavicule droite.

Siège des lésions. Multiplicité. Cas de symétrie. — Les deux extrémités osseuses qui concourent à l'articulation du genou sont es plus fréquemment atteintes et fournissent les 4/5 des cas. Si l'on y ajoute ceux qui se produisent sur l'extrémité inférieure

du tibia, l'extrémité supérieure du fémur et le péroné, on voit
que la maladie qui nous occupe affecte tout particulièrement les
membres inférieurs. L'explication de ce triste privilège réside
peut-être dans l'action des causes occasionnelles : fatigues,
traumatismes et refroidissements. Sont ensuite frappés, par ordre
de fréquence : l'humérus (surtout sa partie supérieure), le radius
le cubitus, et la clavicule, dont l'ostéite accompagne assez souvent celle des membres.

M. Lannelongue a eu le mérite de mettre en lumière ce fait
important, que les os courts et les os plats sont, eux aussi, sujets
aux mêmes inflammations. Les cas publiés jusqu'à ce jour portent sur le calcanéum, la rotule, les corps vertébraux (mal de
Pott), parmi les os courts ; les os du crâne, le maxillaire inférieur,
l'os iliaque, l'omoplate et le sternum, parmi les os plats. L'envahissement de ces os semble même coïncider avec la forme
grave de la maladie. Il est vrai qu'elle les atteint souvent, alors
qu'elle a frappé déjà un ou plusieurs os longs. Ce sont les
ostéites multiples, dont nous pourrions aisément trouver des
exemples. Pour ne rappeler que les plus curieux, l'Obs. ii
de Chassaignac a trait à un enfant de 14 ans, chez lequel l'ostéite
se généralisa à tout le côté droit. Estlander a récemment rapporté
l'histoire d'un jeune sujet qui présentait des inflammations des
deux tibias, du fémur gauche, de l'humérus et de la clavicule du
même côté ; l'on observait le décollement de presque toutes les
épiphyses correspondantes, et les jointures du coude droit et
du genou gauche étaient franchement suppurées. (*Revue de
Hayem*, 1882.)

On peut voir les lésions siéger symétriquement : sur les
deux humérus (Obs. i de Louvet), sur les deux tibias (Obs. iii
du même auteur). Cette particularité s'explique assez naturellement par l'application d'une même cause occasionnelle sur les os
symétriques. Mais il faut bien convenir qu'en dehors de cette
circonstance, la multiplicité de la maladie sur des points souvent

éloignés du squelette fournit un argument de plus pour l'intervention d'une cause générale agissant sur l'ensemble de l'économie.

Lesions consécutives. — Ce sont, avec les *abcès chroniques*, les
divers degrés de nécrose, nécrose superficielle dont les lamelles
s'exfolieront insensiblement, ou nécrose plus ou moins profonde
qui, si elle n'est pas assez rapidement l'objet d'une inflammation éliminatrice, entretiendra au sein de l'organe un travail
d'irritation chronique pouvant se traduire par l'existence de
fistules osseuses, en regard desquelles se trouvent des fistules
cutanées. Mais ce processus lent, secondaire, aboutit bien plus à
l'ostéite condensante et à l'hyperostose qu'à l'ostéite raréfiante :
l'os s'éburne ; les fistules, au lieu de s'agrandir, tendent à s'obli-
térer, l'étranglement vasculaire peut élargir encore la nécrose
ou la produire sur d'autres points, et si, en outre, le périoste
sécrète de larges lames d'os nouveau, le séquestre s'invagine
profondément et a de moins en moins de chances de s'éliminer.

C'est sur un os ainsi constitué que peuvent intervenir ces poussées aiguës que M. Lannelongue a comprises dans le cadre de
l'ostéomyélite prolongée ou chronique. Mais certains auteurs, et
M. Gosselin est de ce nombre, paraissent disposés à admettre
qu'une inflammation lente, chronique, peut s'établir d'emblée sur
les os des adolescents, sous les mêmes influences étiologiques
que l'ostéite aiguë.

Quoi qu'il en soit, il résulte de tous ces phénomènes des chan-
gements notables dans la forme de l'os, ses rapports avec les
parties voisines, et l'aspect général du membre. Le travail de
réparation qui comble les pertes de substance à la fin d'une
ostéite franche suffit à produire des modifications de même nature:
cicatrices variées, allongement ou raccourcissement du membre,
ce dernier surtout en rapport avec la destruction du cartilage ou
son ossification prématurée, ankyloses, courbures et déviations
diverses que des attitudes vicieuses traduisent le plus souvent.

SYMPTOMATOLOGIE.

Un fait considérable domine toute la symptomatologie, à savoir que, tandis que les signes locaux sont toujours lents à s'accuser, les symptômes généraux se manifestent dès le début avec une intensité propre à égarer le diagnostic. S'ils laissent à la douleur une certaine vivacité et qu'il y ait des phénomènes analogues d'endolorissement et de gonflement au voisinage d'autres jointures, on pensera à un rhumatisme aigu (erreur de notre Obs. iii) ; mais si la sensibilité locale est dominée par la réaction fébrile et que le malade présente de l'abattement ainsi que le faciès hébété, stupide de la fièvre typhoïde, c'est à cette dernière affection que l'on songera plutôt, et les exemples d'une telle méprise abondent dans la science (Obs. i cueillie dans le Mémoire de M. Gosselin).

Si, d'autre part, l'on calcule que l'ostéite des adolescents est une maladie grave, à marche rapide, à danger immédiat dans ses premières périodes, l'on comprendra quel intérêt majeur s'attache à la reconnaître sans retard. Les investigations devront donc être minutieuses ; l'état local sera recherché dans toutes les particularités que nous allons signaler ci-dessous. C'est ainsi que l'on évitera ces grosses erreurs de diagnostic commises par les plus consciencieux et les plus habiles, et qui, si elles ne coûtent pas la vie au malade, laissent du moins au praticien le regret d'être demeuré inactif dans une affection dont la gravité pouvait justifier tous les efforts de l'art.

I. — Symptomes locaux.

Douleur.— Tandis que Chassaignac la décrit comme le phénomène tout à fait initial de la maladie, M. Gosselin enseigne qu'elle est précédée par le mouvement fébrile. Nous pensons, pour notre compte, qu'elle apparaît dès le début, mais que, n'ayant pas encore son acuité caractéristique, elle peut être masquée et comme engourdie par l'intensité même de la réaction générale.

Elle naît dans le voisinage d'une jointure, vers l'union d'une épiphyse avec la diaphyse. Elle est quelque temps localisée en ce point, puis elle s'irradie, mais en gardant toujours son maximum au lieu où elle était d'abord plus ou moins circonscrite.

Elle s'exaspère d'une façon très remarquable le soir et pendant la nuit. Chassaignac rapportait ingénieusement cette exacerbation à la poussée fébrile qui se fait le soir et qui distend les vaisseaux.

Elle est extrêmement aiguë, dilacérante; les Anglais la nomment *excruciante*. Elle donne au malade *la sensation d'une fracture sans fracture* (Chassaignac). Elle augmente d'une façon atroce par la pression et par les mouvements. Le malade se condamne à une immobilité absolue. Il redoute tout palper et conçoit une véritable terreur pour les explorations du chirurgien. Peut-être cette vivacité est-elle un peu affaiblie quand il s'agit d'un os superficiel, comme le tibia.

Le soulagement marqué qui suit les incisions ou l'évacuation spontanée du pus nous fait attribuer un grand rôle dans la production de ce phénomène à l'étranglement des exsudats et des collections purulentes par le périoste, à ce que l'on pourrait appeler le *panaris périostique*. Mais comme il résiste dans quelques cas au débridement, il nous semble logique de le rattacher aussi aux lésions profondes et de penser, avec plusieurs auteurs, que son extrême acuité est peut-être en rapport avec les suppurations intra-osseuses de l'ostéomyélite elle-même.

Voici comment M. Lannelongue apprécie ce moyen de diagnostic, dont il se fait un guide pour accomplir la trépanation dont il est si grand partisan :

« La clinique fournit une donnée très exacte sur laquelle je m'appuie pour reconnaître l'état de l'os. On a beaucoup insisté sans doute sur les caractères de la douleur dans cette affection, de la douleur spontanée. Mais on a négligé de chercher à reconnaître l'état de l'os par un examen méthodique et rigoureux de l'os atteint. Cet examen est pourtant essentiel, et les os les plus recouverts des parties molles, comme le fémur, n'échappent pas à une investigation ordonnée. Cette investigation doit porter d'abord sur l'extrémité saine et se rapprocher par degrés de la partie atteinte.

»Il est évident que tout à fait au début, au premier jour, l'affection, qui est limitée à un point très circonscrit d'une extrémité de l'os, ne donne pas encore lieu à des phénomènes douloureux éloignés ; mais promptement en deux, trois jours, une irradiation douloureuse se produit dans l'os. En explorant alors cet organe depuis son extrémité saine, on reconnaît déjà, loin du mal, par une pression exercée avec un doigt, une certaine sensibilité. Cette sensibilité s'accroît à mesure qu'on renouvelle la pression sur des parties de l'os plus rapprochées, et elle prend plus bas le caractère d'une douleur vive. Cette douleur devient très grande dans la région affectée ; elle arrache des cris, provoque des mouvements de résistance. Dans la portion atteinte, c'est-à-dire vers l'épiphyse, on peut encore reconnaître des différences dans l'intensité de la douleur ; l'exploration circonférentielle de cette extrémité de l'os révèle une zone en dedans, en avant ou en arrière, où la douleur est extrême. C'est d'ailleurs là qu'existe ou a existé tout d'abord le gonflement initial des parties molles qui s'est plus ou moins étendu, et on peut encore, malgré ce gonflement, retrouver presque toujours la douleur dont je parle et la rapporter à l'os.» (Société de Chirurgie, séance du 21 mai 1879.)

Tuméfaction. — Il faut bien lui reconnaître deux sources : le gonflement des parties profondes, os et périoste, et celui des parties molles, du tissu cellulaire sous-aponévrotique et sous-cutané, dans les mailles duquel un véritable exsudat plastique ne tarde pas à s'épancher. Si donc l'os est superficiel, il sera relativement facile de lui rapporter une sensation de gonflement induré, assez exactement limitée à l'organe lui-même, surtout dans les débuts. Mais s'il est profond, séparé de la main exploratrice par une grande épaisseur de parties molles, on courra le risque de ne plus percevoir bientôt qu'un empâtement diffus et s'irradiant dans toute la région.

Chassaignac enseignait que l'œdème était dur et terminé par un rebord saillant et abrupte sur les points où le périoste épaissi restait encore adhérent à l'os. C'est une circonstance qui se rencontre quelquefois et qui n'est pas indifférente pour le diagnostic, mais son défaut de constance lui enlève la valeur pathognomonique que lui attribuait M. Chassaignac.

Aussi bien la tuméfaction profonde, puis l'œdème, ne sont pas des phénomènes initiaux au même titre que la douleur. On ne les constate souvent que plusieurs jours après.

Téguments. — Les téguments vont présenter des caractères variables, subordonnés toujours à la situation de l'os. Si celui-ci est superficiel, ils seront plus ou moins rouges, souvent simplement rosés, tendus, luisants ; parfois ils restent d'un blanc mat. Chassaignac pensait que, quand l'os était profond, la peau n'était en rien modifiée jusqu'à ce que la suppuration se fît jour vers les parties superficielles; mais Giraldès a noté, avec plus d'exactitude, qu'elle prenait un aspect terne, terreux, et qu'on pouvait y remarquer des congestions érythémateuses et des marbrures rosées s'effaçant sous le doigt.

Température locale. — A mesure que la maladie progresse, le membre subit une augmentation de température dont le patient a lui-même conscience. Mais ici, même distinction que tout à l'heure : si l'os est superficiel, la peau donnera bien plus vite la sensation d'une chaleur phlegmoneuse.

Fluctuation. — Ce n'est qu'exceptionnellement qu'on l'a vue apparaître d'une façon très rapide : en 24 ou 36 heures. Le plus souvent, surtout si l'os est profond, elle ne se manifeste que tardivement ; elle est même parfois très difficile à percevoir. Pour y parvenir, il ne faut pas se contenter de palper du bout des doigts; mais, ainsi que MM. Chassaignac et Lannelongue l'ont recommandé, on doit entourer le membre avec les deux mains, de manière à chercher une sensation de flot. Est-il indispensable de la posséder pour intervenir ? Beaucoup de chirurgiens français pensent que non, et, s'inspirant de la marche rapide de la maladie, ils incisent dès que l'intensité des symptômes généraux, l'acuité de la douleur, le gonflement et l'*œdème*, leur indiquent que la suppuration a dû s'accomplir. Cette pratique des débri-dements hâtifs a été combattue à l'étranger par Billroth et par Demme.

Attitude du membre. — C'est en général la demi-flexion. Mais ce qu'il y a de réellement frappant, comme le dit si bien Louvet, « c'est une immobilité complète, totale, une lourdeur de plomb qui enlève au malade l'idée d'exécuter le moindre déplacement » et qui fait que quelquefois, ainsi que nous l'avons observé nous-même, « si le médecin veut examiner, soulever la partie affectée, le patient paraît effrayé et proteste par ses cris, mais ne tente même pas de se soustraire à cette exploration, convaincu de son impuissance ».

Arthrite. — Nous savons qu'elle est le plus souvent secondaire et tardive. Les symptômes en sont peu précis, très mal définis, et il y a à cela plusieurs raisons : d'abord l'organisme, déjà épuisé, ne réagit pas comme un organisme sain; puis le liquide est peu abondant, parce que l'articulation communique en toute liberté avec le foyer primitif. Cette circonstance supprime du même coup le gonflement, l'étranglement et la doùleur, qui en est le résultat si accusé dans l'arthrite aiguë.

Toutes les particularités pathologiques que nous avons décrites plus haut, *décollement épiphysaire*, *détachement de la diaphyse*, *détachement d'apophyses* et *fractures spontanées*, ont leurs symptômes propres, souvent cachés par la gravité des désordres, et sur lesquels nous ne croyons pas devoir insister. Nous ne ferons que mentionner également les signes locaux du phlegmon diffus, des phlébites, de toutes les lésions et complications enfin dont le tableau peut se joindre à celui que nous venons de présenter.

II. — Symptômes généraux. — Marche de la maladie.

La description des symptômes généraux va nous permettre de tracer en même temps la marche de la maladie. Nous la divisons, avec M. Gosselin, en trois périodes :

1º Une période *médicale*, ou d'indécision du diagnostic, pour les motifs que nous avons exposés plus haut ;

2º Une période *chirurgicale*, dans le cours de laquelle, bien que l'état général atteigne sa plus grande intensité, les symptômes locaux s'accusent et éclairent le diagnostic ;

3° Une période d'*infection ou d'épuisement*, ou *de réparation et de guérison*, qui, sans avoir l'acuité des deux précédentes, fait encore courir au malade les plus grands dangers.

Période médicale. — Y a-t-il ou non des prodromes ? Un éminent observateur, Giraldès, en a constaté dans un certain nombre de cas : ils consistent en une sensation de malaise vague, avec des douleurs erratiques dans les membres et dans les articulations. Ce sont ces faits qui peuvent prêter le mieux à la confusion avec le rhumatisme.

Chassaignac notait avec soin que l'apparition de la fièvre était fréquemment accompagnée d'un frisson. Elle est d'emblée très

vive. Le thermomètre monte à 40° et plus ; le pouls, plein et
résistant, bat 110, 120, 130 ; la peau est chaude et *sèche*. On
note de la céphalalgie et de la courbature, une perte absolue de
l'appétit avec soif ardente, enduit saburral de la langue, ballon-
nement du ventre, qui est un peu sensible à la pression ; douleur
au creux épigastrique, nausées et quelquefois même vomisse-
ments ; ce n'est qu'un peu plus tard que pourra apparaître une
diarrhée qui prend souvent les allures d'une diarrhée incoer-
cible.

Les fonctions du système nerveux sont toujours plus ou moins
troublées. Le malade est abattu, il dort mal, présente un peu
d'incohérence dans les idées pendant la journée, quelquefois un
véritable délire et de l'agitation pendant la nuit. On note souvent *une expression faciale de stupeur semblable à celle de la
fièvre typhoïde* (Gosselin).

A ce moment-là, la douleur n'a pas encore l'acuité et la
fixité qu'elle revêtira un peu plus tard. L'aspect du membre est
peu ou point modifié. Le gonflement, s'il existe, est profond et
ne met pas sur l'éveil.

Le sujet est donc regardé comme étant atteint d'une affection
générale. L'erreur se dissipe en quelques heures ou en peu de
jours pour ce qui a trait à une fièvre éruptive, à une méningite ; mais elle peut persister beaucoup plus longtemps en ce qui
concerne le rhumatisme et surtout la fièvre typhoïde. Les observations recueillies dans les hôpitaux contiennent communément
cette mention, que le malade a été d'abord envoyé en médecine, où on l'a gardé plusieurs jours, ignorant de son véritable
état.

Période chirurgicale. — Après un laps de temps variable, 2,
4, 8 et jusqu'à 15 jours, le diagnostic s'établit, parce que les
phénomènes locaux se dessinent avec tous les caractères que
nous leur avons attribués plus haut. Nous n'avons pas à refaire

cette description. Ce qui nous intéresse ici, c'est de savoir ce que devient l'état général.

A. Dans un certain nombre de cas, il ne se modifie pas sensiblement et garde les allures d'une réaction très vive, mais exempte de tout cachet trop manifeste de malignité. C'est ce qui a fait décrire à certains auteurs, à Culot, à Spillmann, et à Jamain et Terrier entre autres, une *forme inflammatoire* qu'il serait erroné de rattacher à la modération des désordres locaux. Les lésions de l'ostéite peuvent être très graves et créer de grands dangers pour la suite ; mais la non-aggravation de l'état général écarte les menaces immédiates et donne des présomptions pour que le malade arrive à la troisième période, qui pourra être une période de réparation et de guérison.

B. D'autres fois, au contraire, la maladie s'accuse promptement dans le sens typhoïde : alors, comme le dit Louvet, « la dépression se prononce de plus en plus ; la peau, toujours chaude et sèche, est pâle, surtout à la face ; le pouls, toujours fréquent, se déprime ; le faciès est anxieux ou exprime la stupeur ; la langue, rouge à la pointe et sur les bords, se sèche bientôt et s'encroûte de fuliginosités, ainsi que les dents ; la soif est aride. Le malade n'a plus la notion de ce qui se passe autour de lui ; presque immobile dans son lit, il pousse à chaque instant *des cris aigus, perçants, sans cause appréciable, mais redoublant lorsqu'on s'approche de lui et qu'on le touche le plus légèrement possible.* Si on lui demande où il souffre, il peut à peine répondre, ou indique tantôt un point, tantôt un autre, souvent la *région épigastrique.* L'amaigrissement se prononce rapidement, les traits s'étirent, la *face est grippée,* laissant distinguer les saillies osseuses, et les membres diminuent rapidement de volume. Il est des malades qui semblent portés irrésistiblement vers la masturbation, et qui ne prennent aucune précaution pour se soustraire aux regards (Obs. iii de la Thèse de l'auteur). » Nous avons souligné dans ce remarquable tableau les points qui nous ont paru être les plus judicieusement observés. Ajoutons que le malade peut mourir dans le coma, avant même que le chirurgien ait eu le temps d'intervenir.

Le plus souvent il pratique des incisions qui modifient l'état général et l'état local. Néanmoins, dans les cas très graves, l'amélioration est si peu marquée ou si brève que l'effrayante marche de l'ostéite ne semble pour ainsi dire pas interrompue. Chez d'autres sujets, la rémission est plus sensible, mais trompeuse ; devant le bien-être qu'ils accusent, leur retour à l'intelgence, l'atténuation des symptômes, on croit la maladie enrayée; elle va bientôt reprendre sur de nouveaux frais. Les cas les plus favorables sont sans nul doute ceux où l'état général rétrocède définitivement, cette rétrocession se faisant, du reste, d'une manière progressive. Si l'os n'a été que peu atteint, on voit le périoste contracter de nouvelles adhérences qui recouvrent l'espace dénudé ; les bords de cette membrane, confondus avec ceux des parties molles, bourgeonnent comme les lèvres de la plaie elle-même, et la cicatrisation s'opère en un temps variable, mais qui n'est jamais très long : trois semaines, un mois peuvent suffire. Ces circonstances heureuses ne se rencontrent que dans la minorité des cas; plus souvent, les désordres ont été profonds et étendus, il y a des régions mortifiées et qui doivent s'éliminer. C'est à ce moment que le jeune malade entre dans la troisième période, qui mérite bien le nom que M. Gosselin lui a choisi.

Période d'infection ou d'épuisement, ou *de réparation et de guérison*. — Elle est en effet marquée par les efforts d'un organisme déjà très ébranlé, pour chasser des séquestres qui sont une cause incessante de suppuration et même d'inflammation nouvelle, et combler les pertes de substance spontanées ou chirurgicales. Si le sujet échappe alors aux dangers de l'infection putride et de l'infection purulente, il tombe dans une anémie particulière, bien décrite par Giraldès, et qui peut lui faire perdre tous les bénéfices des plus habiles interventions (notre Obs. v). D'autres fois, sous les fausses apparences d'une guérison, l'ostéite passe à l'état chronique, en ne se trahissant de loin en loin que par des crises nocturnes qui appellent l'attention d'un médecin expérimenté. C'est donc une maladie grave autant par ses suites que par ses premières périodes.

VARIÉTÉS.

Nous pensons que M. Lannelongue a raison d'admettre, au point de vue local, deux groupes distincts : « L'un, correspondant à la forme la plus simple, la moins grave, peut être appelé *diaphysaire*, dans les os longs. Il comprend les faits où le mal reste borné à la diaphyse .... Il se produit un gonflement, circonscrit au début, mais ne tardant pas à s'étendre dans la direction de la diaphyse ;..... le gonflement gagne en longueur et en circonférence; il comprend bientôt le tiers, la moitié d'une section d'un membre, laissant intacte la région articulaire voisine de son origine..... A l'ouverture de l'abcès, on trouve la diaphyse dénudée dans le sens de sa longueur, depuis son épiphyse jusqu'aux limites de l'abcès, et, dans le sens de la circonférence, sur le tiers, le quart, la moitié et quelquefois toute la circonférence du cylindre osseux; on a vu même une diaphyse tout entière dénudée et les épiphyses supérieure et inférieure intactes.

» Le second groupe, qui renferme aujourd'hui la majorité des faits, est celui dans lequel l'épiphyse se prend, et la jointure est atteinte en même temps que la diaphyse subit le même sort..... Cette seconde forme ne diffère de la précédente que par une propagation plus étendue, indiquant une intensité plus grande, et ajoutant par les désordres articulaires une gravité nouvelle. »

M. Lannelongue fait aussi remarquer qu'on pourrait « décrire des sous-variétés curieuses, car l'affection n'occupe pas au début toute l'extrémité d'un os. Au tibia, par exemple, on voit l'affection naître à sa partie supérieure en avant et décoller les faces interne et externe de cet os en respectant la face postérieure ; mais on observe également l'abcès sous-périostique, limité à la partie postérieure de cet os par sa ligne oblique, et n'occupant que l'espace placé au-dessus de cette ligne oblique. De même au fémur, l'espace inférieur de cet os, compris entre les branches de bifurcation de la ligne, a pu être seul atteint, au moins pendant quelques jours; pareillement au péroné, la partie la plus voisine de l'espace inter-osseux peut être le siège initial de l'ab-cès sous-périostique, etc. » (Société de Chirurgie, 30 avril 1879.)

De son côté, M. Gosselin, se plaçant surtout au point de vue de la suppuration, décrit :

1° Une forme simplement plastique et productive. On en a quelques exemples. Elle se termine souvent par une hyperostose.

2° Une variété suppurante, mais seulement dans les couches extérieures de l'os, entre lui et le périoste. Elle se limite volontiers à la portion diaphysaire, en laissant intacts le cartilage et l'épiphyse. Si le mot de périostite phlegmoneuse diffuse devait être conservé, dit M. Gosselin, ce serait pour des cas de ce genre.

3° variété. — *Bien qu'il y ait une ostéite très étendue et même profonde,* la suppuration se produit seulement à la *face externe du périoste* (?); l'abcès ou les abcès sont entre lui et la couche musculaire, et, quand ils sont ouverts, le doigt et le stylet ne trouvent pas de dénudation. (Voir *Anatomie pathologique,* article *Périoste.*)

4° variété. — L'inflammation suppurative partie de la ligne épiphysaire détruit une portion du cartilage et occupe tout à la fois la diaphyse et l'épiphyse, en se propageant à l'articulation voisine.

5° variété (de Klose). — Exagération de la variété précédente ;

destruction de tout le cartilage épiphysaire et du périoste cir-
conférentiel, perte des moyens d'union entre l'épiphyse et la diaphyse, décollement et luxation consécutive possible de la diaphyse sur l'épiphyse au fond d'un immense foyer purulent. Du
quinzième au trentième jour, saillie anormale vers une des extrémités de l'os malade et au voisinage de l'articulation. Mais les
sujets meurent bien souvent avant que le déplacement ait eu le
temps de s'opérer.

DURÉE. — TERMINAISONS. — PRONOSTIC.

Dans les cas les plus graves, la mort arrive d'une façon presque
que foudroyante, en trois, quatre jours (Bäckel, Colson, Desprès). Mais les auteurs sont à peu près d'accord à reconnaître
qu'elle ne survient habituellement pas avant la deuxième quinzaine. Louvet l'a vue produite chez 10 malades par l'infection
purulente ; chez 18 autres, elle était imputable à l'épuisement
ou à la multiplicité des altérations. Sept cas enfin relevaient de
complications, telles que l'érysipèle, la péricardite, la méningite,
la variole et la *gangrène*. Si la terminaison fatale n'a pas lieu du
quinzième au trentième jour, la période de réparation peut durer
de longues semaines et même de longs mois, avec les dangers
qu'elle comporte et auxquels les malades n'échappent pas
toujours.

L'ostéite des adolescents a donc un pronostic fâcheux. C'est
sur l'ensemble de tous les signes exposés dans les chapitres
précédents qu'il faut baser une appréciation. Nous croyons
néanmoins que les symptômes généraux doivent surtout attirer
l'attention : on surveillera de très près la marche de la température, ainsi que l'état des forces. M. Després a rappelé à la Société de Chirurgie la valeur qui s'attache à l'acuité et à la persistance de la douleur, ainsi qu'à la continuité du délire.

Est-il nécessaire que nous citions quelques statistiques? M. Lannelongue, ayant réuni 100 cas, a trouvé 70 morts pour 30 guérisons. M. Lücke (de Strasbourg) donne 13 guérisons pour 11 morts. Sur 13 malades traités par M. Verneuil, 7 ont guéri. On a reproché à M. Lannelongue d'avoir surtout basé ses calculs sur les comptes rendus de la Société anatomique, lesquels, selon la jolie expression de M. Lefort, ne sauraient guère fournir qu'une statistique mortuaire.

DIAGNOSTIC.

Il est certainement délicat, pour tous les motifs que nous avons exposés déjà, et plus spécialement parce que la profondeur des lésions en rend l'exploration difficile, du moins dans les premières périodes. Que de cas d'ostéite méconnus et traités tardivement, alors qu'une intervention très prompte serait si utile! C'est pourquoi il faut bien se pénétrer de toutes les notions d'étiologie et de symptomatologie décrites plus haut, sans en oublier aucune. Mais, une fois la connaissance de la maladie acquise, reste à s'enquérir de ses allures, de sa gravité, de son étendue. A ce point de vue, Chassaignac avait raison de dire que les incisions devaient être pratiquées autant dans un but diagnostique que dans un but thérapeutique. Elles permettront en effet de rechercher, à l'aide du stylet ou par le doigt, et en s'entourant avec soin de toutes les précautions antiseptiques, le degré du décollement du périoste, son intégrité, l'état de l'os, le son qu'il donne, etc.; tout autant de sources précieuses d'indications pour le traitement.

DIAGNOSTIC DIFFÉRENTIEL. — L'ostéite de l'adolescence peut être confondue avec d'autres états pathologiques : *A* par ses symptômes généraux, *B* par ses symptômes locaux.

A. Par ses symptômes généraux :

Avec le début des *fièvres éruptives* ; mais l'absence d'éruption dissipera bientôt cette erreur.

Avec la *méningite*, qui crée quelquefois une complication. C'est le délire, et les phénomènes convulsifs que l'on rencontre chez les jeunes enfants, qui peuvent faire croire à une méningite qui n'existe pas.

Avec la *fièvre typhoïde*, et l'on sait combien la confusion est fréquente. Il faudra se baser sur l'absence d'épistaxis parmi les prodromes, l'absence de taches rosées au commencement du second septénaire, la marche de la température, qui est continue avec des exacerbations vespérales, mais ne présente pas les oscillations progressives de la dothiénentérie. La diarrhée est plus tardive. Malgré ces signes différentiels, l'erreur pourra persister longtemps si les phénomènes locaux, l'existence d'un point douloureux fixe notamment, n'attirent pas bientôt l'attention.

Avec le *rhumatisme articulaire aigu,* surtout s'il y a eu des douleurs erratiques comme prodromes, et si, comme on l'observe quelquefois, la douleur plus spéciale au niveau d'une jointure s'accompagne d'un retentissement dans d'autres articulations du corps, sans qu'il y ait pour cela multiplicité de lésions. La fixité qu'acquièrent un peu plus tard les souffrances, leur siège au-dessus ou au-dessous d'une jointure, non dans la jointure même, ainsi qu'on peut s'en assurer en endormant au besoin le malade (Giraldès) ; et parmi les symptômes généraux, *l'absence de sueurs* : voilà les signes qui détermineront le diagnostic.

B. Par ses symptômes locaux :

Avec une *névralgie* (névralgie sciatique, si l'ostéite siège sur la partie supérieure du fémur), la douleur étant continue et fixe avec des exacerbations.

Avec le *rhumatisme musculaire;* mais ce dernier est beaucoup plus diffus et moins douloureux.

Nous ne croyons pas que les taches, marbrures, observées sur la peau fassent longtemps penser aux divers *érythèmes fébriles*, noueux, papuleux.

La confusion avec l'*érysipèle* est plus admissible, surtout si l'ostéite siège à la face ou sur les os du crâne. Mais la tuméfaction de l'ostéite est beaucoup plus profonde, plus dure. La limite en est moins nette. Jamais elle ne disparaît en aucun point. La fluctuation dissipe les doutes. Enfin, par un examen complet, on voit qu'on a affaire à une inflammation profonde, sous-aponévrotique.

Les conditions spéciales où se trouve l'articulation de la hanche ont pu poser quelquefois le diagnostic avec la *coxalgie aiguë*.

La douleur de la *phlébite* s'étend à tout le trajet d'un vaisseau. Un cordon résistant se perçoit dans les points où la veine est superficielle.

Les symptômes locaux peuvent surtout faire penser au *phlegmon* circonscrit ou diffus.

Le *phlegmon circonscrit* se distingue bien. Il n'y a pas de symptômes généraux. Jamais la douleur n'est excruciante. Les mouvements s'exécutent et le membre n'a pas la lourdeur de plomb caractéristique. Le pus, n'ayant pas à vaincre la résistance du périoste, vient assez vite sourdre sous la peau.

Plus difficile est la distinction avec le *phlegmon diffus* (Obs. iv), qui est d'ailleurs une complication fréquente. Idiopathique, le phlegmon diffus est rare chez les enfants ; le gonflement ne fait pas corps avec l'os, est plus général, plus étendu, gagne avec une grande rapidité et dans tous les sens. La douleur, plus sourde, ne donne jamais la sensation de fracture et ne présente pas de localisation appréciable. La peau est plus rouge, plus chaude et sur un plus large espace. Le membre n'est pas aussi immobile. Mais les symptômes généraux sont identiques. Il faudra donc bien s'appliquer à reconnaître les signes de l'inflammation profonde, afin de conduire les incisions jusqu'à l'os.

TRAITEMENT.

TRAITEMENT MÉDICAL. — Le traitement médical ne donne pas l'espoir d'une guérison, mais il comprend néanmoins trois indications de la plus haute importance : *A*. Modérer les températures excessives; *B*. Calmer les phénomènes nerveux et la douleur; *C*. Soutenir l'état des forces.

A. Modérer les températures excessives. C'est le sulfate de quinine qui nous paraît le moyen le plus approprié à remplir cette indication. Nous sommes peu partisan de la digitale, antipyrétique infidèle, et l'un de ces médicaments dont on ne saurait prolonger indifféremment l'administration.

B. Calmer les phénomènes nerveux et la douleur. Les opiacés seront très utilement employés, la morphine en particulier. Chez le malade de l'Oserv. v, qui était un enfant de dix ans, 0,005 milligram. de cette substance furent associés à 0,50 centigram. de quinine pris en deux fois dans l'après-midi. Le pauvre petit patient éprouvait un apaisement admirable; il avait un peu de délire sous l'influence du médicament, mais un délire de béatitude, puis il s'endormait sans jeter aussi souvent de ces cris aigus par lesquels, les nuits précédentes, il mettait en alarme toute la salle où il reposait. Cette thérapeutique nous parut agir aussi contre la tendance au flux diarrhéique.

C. Soutenir l'état des forces. C'est bien l'indication capitale. *Primùm, non nocere*. Éviter les antiphlogistiques généraux, les évacuants, la diète trop absolue, tout ce qui pourrait ajouter à la dépression souvent si profonde, déjà causée par la maladie elle-même. Il nous semble que l'on fera bien de chercher à alimenter le malade le plus tôt possible ; il est vrai que l'on peut se briser contre une perte d'appétit complète, accompagnée de nausées et de vomituritions. Quoi qu'il en soit, dès que la faiblesse se prononce, il faut lutter contre elle par tous les toniques : extrait de quinquina, vin de quinquina, alcool même ; les ferrugineux seront utiles si l'on arrive à la convalescence.

Une indication secondaire est de combattre la diarrhée par les moyens appropriés : bismuth, opiacés, etc.

Traitement local. — Dans ce traitement, il faudra éviter encore toute intervention antiphlogistique trop active. On aura recours aux émollients : cataplasmes arrosés de laudanum ; les résolutifs calmants, comme l'onguent napolitain belladoné, pourront et devront être essayés. Mais le moyen dont nous userions le plus volontiers, par ce temps où l'antisepsie accomplit des miracles, ce sont les bains locaux à l'acide phénique : en solution faible plutôt qu'en solution forte, car, ainsi que nous l'entendions faire remarquer cet hiver par M. le professeur Verneuil, l'acide phénique à dose faible (1,2 0/0) est un analgésique extrêmement efficace, en même temps qu'il possède déjà toutes ses propriétés antiseptiques et résolutives. Sans nous bercer de l'illusion d'obtenir par cette méthode les magnifiques succès, les avortements complets qu'elle donne dans le phlegmon diffus, il nous semble qu'elle présenterait l'avantage de lutter dès le début contre les tendances infectieuses et septiques de la maladie, et courrait peut-être les chances de limiter les désordres locaux, la propagation inflammatoire. On pourrait d'ailleurs remplacer les bains, sur les extrémités inférieures notamment, par des compresses ou une pulvérisation phéniquées, et il n'y aurait aucun inconvénient à les alterner avec des frictions mercurielles et des cataplasmes.

Est-il besoin de dire que toute opération devra être accompagnée d'un pansement antiseptique rigoureux ?

INTERVENTION CHIRURGICALE.

1° *Incisions.*—Pour les chirurgiens français, l'incision constitue toujours le premier acte du traitement chirurgical de l'ostéite aiguë.

Les uns disent qu'il faut inciser dès que la fièvre est développée. Il est plus juste de dire : dès qu'il existe de la fièvre et
de l'empâtement. Ces deux signes réunis suffisent, parce que
souvent la fluctuation est impossible à percevoir, et que l'on
sait que le pus se forme avec une très grande rapidité. Aussi
bien s'il ne s'en écoule pas, l'incision a toujours l'effet salutaire de dégorger les tissus.

Morven Smith débridait sur toute la longueur du décollement
du périoste. Nous pensons que, selon le précepte de Chassaignac, il vaut mieux se contenter d'assurer le libre écoulement
du pus; une étendue de 3 à 6 centimètres est donc bien convenable.

Les incisions hâtives ont été combattues par Billroth et par
Demme. Billroth a fait remarquer qu'elles ne convenaient pas
aux fébricitants et prédisposaient à la pyohémie. Il attend que
la fluctuation soit bien évidente. Demme veut que la fièvre ait
baissé ou soit arrivée à un état stationnaire. Il la combat par
les moyens généraux, opère une révulsion locale avec de la
teinture d'iode ; puis, quand la suppuration est trop manifeste,
ponctionne avec un trocart, afin de mettre autant que possible
le foyer à l'abri du contact de l'air. Lorsqu'il est enfin décidé
aux incisions, il les pratique avec un cautère actuel en forme
de hachette, pour épargner toute perte de sang au sujet anémié
et boucher la lumière des vaisseaux. Si l'on jugeait bon de suivre cette thérapeutique, de temporiser de la sorte, il serait
excellent, croyons-nous, d'avoir recours aux appareils de Dieulafoy et de Potain.

Après l'incision, les chirurgiens avaient autrefois l'habitude de faire des injections chlorurées et iodées, que l'on remplacera aujourd'hui, cela va sans dire, par des lavages antiseptiques à l'acide phénique et à l'acide borique. Mais nous estimons qu'il est nécessaire de favoriser la pénétration de ces liquides dans tout le foyer par la création de contre-ouvertures et l'établissement de drains, qui aideront aussi à la sortie du pus.

Trépanation. — Immédiatement après l'incision, se pose l'indication de la trépanation. « En trépanant, dit M. Spillmann (*Archives de Médecine*, 1873), on ne fait que continuer l'œuvre commencée par l'incision du périoste, puisque le but est d'ouvrir une issue au pus contenu dans le canal médullaire ou dans les aréoles du tissu spongieux. En trépanant, on ne fait que suivre la voie tracée par la nature, car le pus cherche à se créer une issue, et, plus d'une fois, on a vu des fistules complètement établies ou en voie d'établissement. » (Voir chap. *Anatomie pathologique.*)

D'ailleurs des expériences physiologiques ont démontré que cette opération était relativement inoffensive. Elle parait avoir été faite pour la première fois, dans la maladie qui nous occupe, par Morven Smith. Franck et Bäkel l'ont ensuite pratiquée.

Nous pensons qu'elle peut être tentée dans tous les cas où, l'ostéite n'ayant pas une marche foudroyante et le pus n'ayant pas encore pénétré dans les articulations, la persistance de la douleur et la gravité de l'état général donnent cependant le droit de supposer qu'il existe du pus dans l'intérieur de l'os. Du reste, quel inconvénient y aurait-il à accomplir une ponction exploratrice avec le perforateur de Laugier, par exemple ?

M. Lannelongue, qui, on le sait, s'est montré si grand partisan de ce mode d'intervention, en pose les règles de la façon suivante :

« *Dès que le diagnostic de l'affection est établi*, la trépanation est la seule méthode dont les indications et l'opportunité soient indéniables. L'affection ayant une origine constante à l'une des extrémités des diaphyses, c'est en ce point que les désordres seront le plus accusés, au début comme plus tard; c'est là un premier lieu pour la trépanation. Mais une seule ouverture sera le plus souvent insuffisante; elle le sera toujours si le décollement du périoste ou l'abcès sous-périostique s'étend sur une certaine longueur de la diaphyse; d'où la nécessité d'en pratiquer une seconde. Cette seconde ouverture est d'autant plus nécessaire que, chez les jeunes sujets, le canal médullaire n'arrive pas jusqu'aux épiphyses; par suite, la première au lieu d'élection ne saurait l'atteindre. Elle n'en sera pas moins utile et évacuatrice, car le pus existe dans cette région spongieuse, probablement avant d'atteindre le canal médullaire.

» La seconde trépanation devra prendre la direction de ce canal toujours placé au centre du cylindre; une seule incision suffit pour pratiquer ces deux trépanations, que je place d'ordinaire à un pouce l'une de l'autre. Mais s'il existait un vaste décollement du périoste, je crois utile de faire une seconde petite incision à la partie la plus inférieure du décollement et de pratiquer à ce niveau un troisième trépan.

» La *présence d'un abcès sous-périostique n'est nullement nécessaire* pour l'application du procédé : on peut même assurer que la trépanation sera d'autant plus efficace qu'on y aura eu plus promptement recours.

» Chaque os présente à ses extrémités une région où on arrive sur lui par une voie plus facile que l'on devra suivre.

» La trépanation de l'os, étant la méthode thérapeutique la plus rationnelle et absolument inoffensive, doit être appliquée avec hâte; mais elle n'est pas à l'abri d'un échec, et il importe de dire qu'elle ne rend nullement moins favorable l'adoption d'un autre parti : la résection ou la mutilation par amputation. »·

M. Lannelongue préconise donc la trépanation dans tous les

cas, et il veut qu'on la fasse dès le début, à titre de débridement de l'os, et alors même qu'il ne sortira que du sang. Cette indication, établie d'une façon si absolue, sous l'empire d'idées théoriques qui ne sont pas partagées par tout le monde, a soulevé les objections de beaucoup de chirurgiens, surtout de ceux qui partent de ce principe que l'ostéite n'est pas toujours profonde, médullaire. Peut-être convient-il en effet de restreindre le traitement dont il s'agit aux cas où la suppuration intra-osseuse est, sinon certaine, du moins imminente et probable ? Nous disons probable, parce que le diagnostic n'en repose assez souvent que sur des signes de présomption, tels que le non-amendement des symptômes généraux, la persistance et le caractère térébrant des douleurs, lorsque le périoste a été débridé. Mais, ainsi que M. Gosselin l'a fait remarquer à l'Académie de Médecine, d'une part l'ostéite suppurative profonde est si grave, d'autre part la trépanation ajoute si peu de chose au danger, qu'il est permis de la risquer dans les cas douteux. Du reste, pourquoi ne pratiquerait-on pas, comme nous l'avons déjà dit, une ou plusieurs perforations exploratrices, destinées à éclairer le diagnostic [1] ?

Résections hâtives. — Nos Obs. iv et v en offrent deux exem-

[1] Il est intéressant de rapprocher de la *trépanation* le procédé de l'*incision osseuse*, proposé à l'Académie par M. Alph. Guérin (séance du 28 janvier 1879) :

« L'inflammation du tissu spongieux des épiphyses donne lieu à un ramollissement très notable de la substance de l'os... Quand, par un palper attentif et pratiqué avec les plus grands ménagements, j'ai trouvé le point où le ramollissement du tissu osseux est le plus évident, j'y plonge hardiment et avec force un scalpel à dos fort, dont je me sers pour opérer le débridement des cellules osseuses enflammées. J'opère ici comme pour l'anthrax, me contentant de faire une simple ponction, pour couper profondément et dans une grande étendue. Pour l'ostéite, je ponctionne seulement la peau et la lame compacte de l'os, mais je débride largement son tissu aréolaire, qui se trouve étranglé par l'impossibilité où il est de repousser le tissu compacte qui l'enveloppe. Ce n'est pas une incision sous-cutanée, mais une *incision sous-corticale*... La diminution des douleurs du malade se produit aussi vite qu'après l'incision du panaris... J'ai obtenu de cette manière des guérisons qui m'auraient paru impossibles par une autre méthode. »

ples assez malheureux, mais pour des raisons diverses : chez le jeune homme de l'Obs. iv, l'infection purulente vint bientôt compliquer la maladie et faire échouer l'opération. Quant à notre petit malade de l'Obs. v, nous eûmes, mon Maître et moi, toutes les illusions d'un beau succès : les symptômes généraux s'étaient dissipés progressivement, il n'y avait plus qu'un léger retour de fièvre de loin en loin, on constatait une reformation de l'os sur toute la longueur, lorsque le sujet succomba, cinq mois après le début de sa maladie, épuisé par la longue suppuration qu'il avait été obligé de fournir.

Ces cas m'ont, je l'avoue, rendu *personnellement* un peu sceptique sur la valeur des résections hâtives dans l'ostéite des adolescents. Quand on les pratique, on cherche à comprendre toute l'étendue du travail inflammatoire : on enlève ainsi tout un os, toute une diaphyse, ou une diaphyse et une épiphyse réunies. En opérant même de si énormes solutions de continuité, on court encore le risque de ne pas s'éloigner assez du siège du mal, de voir reparaître les accidents sur une portion d'os, sur une épiphyse, par exemple, que l'on aura respectée, la croyant saine. (Obs. iv). Si d'autre part, en généralisant le plus possible l'action opératoire, l'on obtient les bénéfices immédiats de la résection (Obs. v), l'individu se trouve livré à tous les dangers d'une réparation très lente, qui le fait tomber dans une anémie profonde d'où l'on a grand'peine à le relever.

Cependant, l'on a noté des succès (Verneuil, Ollier, S. Duplay, Holmes). L'un des plus récents, celui de M. Faucon, mérite d'être signalé. Nous nous faisons un plaisir de le transcrire ici.

Un enfant de 13 ans et demi, le lendemain d'une chute assez violente, voit se développer les accidents d'une ostéo-périostite suraiguë, qui amène, vers le douzième jour, la formation d'une suppuration étendue, avec décollement de la totalité du périoste du tibia droit et *séparation de son épiphyse inférieure.* Le vingtième jour, malgré le drainage et les injections antiseptiques, l'état général typhoïde faisant craindre une septicémie rapide ou l'invasion prochaine de l'infection purulente, M. Faucon incise les parties molles sur toute la longueur de la diaphyse, qui est totalement isolée du périoste ; il scie le tibia par le milieu ; — extirpe la moitié supérieure de cet os, qu'il sépare de l'extrémité supérieure par un trait de scie dirigé au-dessous de l'insertion du ligament rotulien ; — enlève de même la moitié inférieure déjà séparée de l'épiphyse, et, après avoir fixé le membre sur une attelle plâtrée, l'entoure d'un pansement ouaté. — Sur l'os ainsi enlevé, on peut constater, outre le décollement épiphysaire ci-dessus mentionné, les lésions de l'ostéite épiphysaire de Gosselin au niveau de l'extrémité inférieure de la diaphyse ; — le long de cette diaphyse, les altérations décrites par Schützenberger et Bœkel sous le nom de périostitepblegmoneuse, avec cette particularité que les lésions sont d'autant plus accentuées que l'on se rapproche davantage de l'épiphyse détachée ; — dans le canal médullaire, les lésions des deux premières périodes de l'ostéomyélite, congestion et exsudation.

Les suites de cette opération furent des plus heureuses : l'état général s'amenda, la fièvre disparut presque un mois environ après l'opération; quelques fusées purulentes se produisirent et ramenèrent un certain degré de malaise, une petite esquille de l'extrémité supérieure du tibia se détacha. Depuis lors, quelques abcès nouveaux se produisirent ; les attelles plâtrées déterminèrent la production d'une eschare assez profonde au niveau du péroné ; enfin un érysipèle survint, qui disparut sans accidents. La plaie opératoire était fermée huit mois après le début de la maladie; l'électrisation ramena, mais lentement, la contraction dans les muscles de la jambe.

Vingt mois après le début, l'os paraissait s'être reproduit, il n'y avait que 6 centim. de raccourcissement et un peu d'épaississement du tibia de nouvelle formation, quoique le membre dans sa totalité fût demeuré plus grêle. Les articulations du genou et du cou-de-pied étaient ankylosées ; le pied était légèrement renversé dans l'adduction; le malade pouvait s'appuyer, avec quelque précaution, sur le membre malade.

Amputation. — Bien que nous n'ayons pas d'exemple personnel à fournir, nous serions très disposé à nous placer sous l'égide de MM. Chassaignac et Gosselin pour considérer l'amputation faite de bonne heure comme la vraie chance de salut, quand les désordres se sont généralisés.

Cependant elle devient inutile, de même que toute autre intervention opératoire, si la suppuration est de mauvaise nature, si l'ostéite s'est développée sur plusieurs membres à la fois, et que l'on note enfin tous les signes d'un empoisonnement septique général.

Chassaignac estimait qu'elle devait être pratiquée aussitôt que le diagnostic de l'*ostéomyélite* était certain. Aujourd'hui, depuis les savantes communications de M. Lannelongue, on devra d'abord essayer la trépanation. Si elle échoue, on fera l'amputation.

Le lieu d'élection était, aux yeux de M. Chassaignac, la première articulation saine au-dessus de l'os malade. Il voulait éviter ainsi l'ostéomyélite du moignon et pensait d'ailleurs que l'on ne pouvait s'éloigner trop du foyer inflammatoire : c'est pour ce motif qu'il n'était pas partisan de la résection.

Cependant on ampute avec assez de succès dans la continuité même du membre.

Le choix est du reste subordonné, c'est de toute évidence, au siège plus ou moins élevé de l'ostéite.

Élimination des séquestres. — Chassaignac tentait la dissolution des séquestres superficiels par une solution d'acide chlorhydrique (2 à 4 gram. dans un litre d'eau). Richet et Spillmann ont éprouvé sans succès ce procédé ; le premier a même dit qu'il donnait lieu à de violentes douleurs.

Quand les séquestres sont mobiles, on les extrait. Il convient d'attendre que cette mobilité soit à peu près complète. Mais des accidents inflammatoires ou septiques peuvent demander qu'on agisse plus rapidement.

L'*évidement* est une opération secondaire qu'il peut être utile d'associer à la trépanation ou à la résection.

Les fractures spontanées exigeront la pose d'un appareil inamovible, ainsi que les décollements épiphysaires, si les désordres ne nécessitent pas alors l'amputation.

Quand on conserve le membre, il est toujours bon de le placer dans une gouttière ou d'en assurer la rectitude par des attelles plâtrées.

OBSERVATIONS.

PREMIÈRE OBSERVATION.

(Extraite du mémoire de M. GOSSELIN, sur les *Ostéites épiphysaires des adolescents. Archives générales de Médecine.*)
Ostéite épiphysaire suppurée de l'extrémité supérieure du fémur gauche et de l'extrémité inférieure du péroné droit.— Mort.

Grigel (Marie-Anne), âgée de 16 ans, domestique, est entrée à l'hôpital Cochin le 10 mars 1858 ; admise d'abord dans les salles de M. Beau, elle est descendue ensuite, le 12, dans le service de M. Gosselin.

Cette jeune fille est arrivée à Paris au mois de mai 1857 ; elle n'est pas encore réglée. Elle a joui d'une bonne santé depuis son arrivée à Paris jusque dans ces derniers temps ; obligée de cirer les appartements, elle trouvait que cet exercice la fatiguait beaucoup.

Le lundi 8 mars, elle éprouva pour la première fois une douleur dans la cuisse gauche, ce qui ne l'a pas empêchée de continuer de travailler et même de cirer les appartements ; alors la douleur qu'elle avait éprouvée la veille s'est accrue d'une manière notable. Le mardi, la malade a dû garder le lit, et le lendemain, 10 mars, elle a été conduite en voiture à l'hôpital, car il lui était impossible de marcher. Comme elle présentait un *aspect typhoïde très prononcé, elle fut placée dans une salle de médecine.*

11. M. Beau remarque un gonflement assez manifeste de la partie supérieure de la cuisse gauche, où la malade accuse des douleurs très marquées. *La fièvre est intense*, il y a de *l'insommie, un abattement considérable ;* les lèvres et la langue sont *sèches et fuligineuses.*

M. Gosselin est appelé pour voir la malade. Il constate alors l'état qui vient d'être décrit ; la recherche d'une collection purulente donne un résultat négatif.

12. Elle passe dans les salles de chirurgie ; l'on constate le même état. — Cataplasmes laudanisés.

Les jours suivants, point de changement dans son état ; quelques *symptômes typhoïdes* sont toujours *très marqués*, mais l'examen le plus attentif ne permet pas de constater les taches rosées. On n'observe rien de particulier du côté de la muqueuse bronchique ; point de diarrhée ni de gargouillement dans la fosse iliaque droite. La fièvre est toujours des plus intenses, il y a 130 et 140 pulsations.

La cuisse ne semble pas avoir sensiblement augmenté de volume depuis l'entrée de la malade à l'hôpital, la douleur diminue même d'une manière notable ; il n'y a pas eu de frissons.

16. A la visite du matin, la malade se plaint de ressentir une vive douleur au niveau de la malléole externe droite. On remarque dans cette région une rougeur assez étendue, et on y sent de la fluctuation. On ouvre l'abcès, au fond duquel on trouve la tête du péroné dénudée.

18 et 19. Une exploration attentive dénote la présence d'une collection purulente à la partie supérieure de la cuisse gauche ; le liquide peut être renvoyé d'un côté à l'autre. L'état général est un peu plus satisfaisant. La malade prend quelques bouillons avec plaisir et repose un peu la nuit

20. M. Gosselin ouvre l'abcès, qui est situé à la partie supérieure et externe de la cuisse, et duquel s'écoule une quantité considérable de pus ; le doigt introduit dans la plaie permet de constater une dénudation du corps du fémur dans une étendue de 3 à 4 centim.

21, 22, 23 et 24. L'état est le même : le sommeil est satisfaisant. — La malade a été pansée deux fois.

25. M. Gosselin pratique une contre-ouverture à la partie supérieure et interne de la cuisse ; le fémur est dénudé jusqu'au petit trochanter. La suppuration est abondante et assez fétide.

La gravité évidente de la maladie décide M. Gosselin à proposer aux parents, comme dernière ressource, la désarticulation de la cuisse ; cette proposition est formellement rejetée.

25. Frissons pendant une demi-heure, avec claquement des dents.

26. Deux nouveaux frissons pendant la nuit ; le pouls est à 120, la langue se sèche ; il y a par moments du délire.

29. La malade a encore eu, ces jours derniers, deux nouveaux frissons et est évidemment en proie à une infection purulente.

Elle succombe le 30 mars.

Autopsie. — Point d'abcès métastatiques dans le poumon ni le foie, mais abcès petits et nombreux dans les deux reins. Le sang est coagulé dans la veine crurale, mais sans adhérence aux parois et sans pus en aucun point ; on ne trouve pas de pus non plus dans les veines collatérales.

Du côté du fémur gauche, on trouve le col de cet os dépourvu de périoste dans toute sa hauteur et toute sa circonférence, et baignant dans un foyer purulent qui, par suite de la disparition du périoste, est tout à la fois *extra et intra-articulaire.*

Le cartilage diarthrodial du fémur s'enlève facilement. Après avoir scié l'os, on trouve un décollement de l'épiphyse du grand trochanter. Le cartilage qui devait exister encore entre cette éminence et l'extrémité supérieure de la diaphyse a complètement disparu, et la place qu'il devrait occuper est remplie par du pus qui communique avec le foyer péri-articulaire et articulaire. Il y a de même disparition du cartilage épiphysaire du petit trochanter et suppuration au niveau de cette ligne.

Les cellules du tissu spongieux du grand trochanter, du col du fémur et celles de la partie supérieure de l'os sont remplies d'une sanie rougeâtre, tout à la fois purulente et sanguinolente ; mais la suppuration ne se continue pas jusque dans le canal médullaire, où l'on trouve seulement la moelle plus rouge qu'à l'état normal.

Au bas de la jambe droite, on trouve, le long de la face externe du péroné, un abcès au fond duquel le péroné est à nu par suite de la disparition complète de son périoste ; sur un point de cette dénudation, on voit parfaitement la ligne épiphysaire ouverte et fournissant du pus qui communique avec le foyer extérieur. Après avoir scié le tibia et le péroné sans les désunir, on voit que le cartilage interépiphyso-diaphysaire du péroné a complètement disparu, et que le pus fuse de ce point dans l'articulation le long du ligament péronéo-tibial, dont les attaches sont décollées.

OBSERVATION II.

(Communication de M. Berger à la Société de Chirurgie dans la séance du
23 avril 1879.)

Ostéo-périostite de l'extrémité inférieure de l'un des péronés. — Guérison rapide
par la simple incision.

Le 6 décembre 1878, j'étais consulté pour un jeune écolier de 13 ans, grand et lymphatique, dont les antécédents de famille doivent être notés. Son père ainsi qu'un de ses jeunes frères ont été atteints d'une affection articulaire du genou, qui chez le père avait laissé une anky-lose fibreuse et une atrophie assez notable des masses musculaires du membre affecté. On pensait que ce jeune garçon s'était donné une entorse la veille ; il boitait depuis le matin seulement; la face dorsale du pied, le côté externe du cou-de-pied, étaient le siège d'une tuméfaction œdémateuse sans douleur spontanée et sans rougeur. La pression au contraire révélait une sensibilité très vive au niveau de la malléole externe; du reste, les mouvement du pied étaient libres et nullement douloureux.

Le lendemain, 7 décembre, la région tuméfiée présentait une couleur érysipélateuse s'étendant jusqu'au tiers inférieur de la jambe ; la pression au niveau de la malléole externe donnait une sensation d'empâtement et déterminait une douleur des plus vives qui allait en décroissant jusqu'au tiers inférieur du péroné. La douleur était absolument limitée au péroné, l'articulation tibio-tarsienne était aussi libre que le jour précédent. Du reste, l'état général n'était pas alarmant, quoiqu'il y eût passablement de fièvre et un peu d'abatte-ment ; il n'y avait pas de douleurs spontanées. Je crus à l'existence d'une ostéite épiphysaire aiguë ; ce diagnostic me parut confirmé le lendemain par l'apparition de la fluctuation au niveau de la partie supérieure de la malléole externe. Je revins dans l'après-midi du même jour avec M. Gosselin. Une incision de 5 à 6 centim. donna issue à une bonne cuillerée de pus bien collecté, et après avoir dû lier quelques artérioles, nous pûmes constater que l'incision avait divisé le périoste, qui était décollé dans une hauteur d'au moins 6 centim., depuis la pointe de la malléole externe jusqu'à bien au-dessus de l'articulation péronéo-tibiale inférieure ; que l'os était dénudé et pré-sentait une surface rugueuse et un aspect terne grisâtre dans toute cette étendue.

L'incision avait été faite avec les précautions de Lister ; la plaie fut recouverte d'un pansement antiseptique.

Le lendemain, 9 décembre, la jambe, qui la veille présentait jusqu'à son tiers moyen sur sa face externe toutes les apparences du phlegmon diffus, était revenue à son volume, la peau à sa coloration normale. Seuls, les environs immédiats de l'incision étaient encore un peu tuméfiés ; la suppuration était assez abondante ; la dénudation osseuse fut encore constatée. L'état général était presque apyrétique; la température, qui ne dépassa pas 38° et demi, revint bientôt à son chiffre normal.

Je pensais voir l'incision rester fistuleuse et je présageais la formation d'une névrose dont l'élimination, vu son étendue, pourrait durer des mois entiers. Je craignais même que tôt ou tard l'articulation tibio-tarsienne ne vînt à se ressentir de ce fâcheux voisinage. Aucune de ces présomptions ne se réalisa. Malgré les quelques efforts que je fis pour empêcher les lèvres de l'incision du périoste de se réunir, il n'y eut bientôt plus qu'une plaie superficielle qui se ferma complètement du 10 au 12 janvier et fut remplacée par une cicatrice adhérente encore au périoste, mais qui le 18 janvier était déjà mobile dans une partie de son étendue. A ce moment, non seulement l'articulation tibio-tarsienne était absolument saine, mais il n'existait aucun gonflement du péroné et de la malléole externe ; la pression n'y déterminait nulle part de douleur; il existait seulement un peu de raideur des muscles péroniers, dont les gaînes tendineuses s'étaient probablement quelque peu ressenties de la proximité d'un os atteint d'ostéite aiguë.

Le malade, qui marchait depuis quelques jours, quitta Paris à cette époque ; des nouvelles récentes m'annoncent que les fonctions du membre s'exécutent aujourd'hui aussi bien qu'auparavant.

OBSERVATION III.

(Due à l'obligeance de notre Maître, M. le Dr PAMARD.)
Ostéite de l'extrémité inférieure du péroné gauche. Incision et drainage. — Mort.

Durant le mois de mars de l'année 1882, je fus appelé à voir en consultation un jeune enfant de 7 ans que deux confrères distingués traitaient *depuis dix jours* pour un rhumatisme de l'articulation tibio-tarsienne gauche. Je fus réellement épouvanté de l'état où je le trouvai et que je vais décrire dans un instant.

Je crois nécessaire de donner d'abord quelques renseignements sur le petit malade. Né de parents âgés, mais qui appartiennent à la classe riche de la société, il offrait tous les attributs extérieurs du lymphatisme et d'une constitution délicate : cheveux roux, peau blanche et d'une extrême finesse. Son enfance assez frêle avait toujours demandé beaucoup de soins.

Il avait fait, quelques jours avant, une marche un peu forcée, à laquelle ses parents attribuaient sa maladie.

Voici sous quel aspect il se présenta à moi : En proie à une fièvre excessive, il poussait des gémissements plaintifs presque ininterrompus et rapportait le siège de ses souffrances à la partie inféroexterne de la jambe gauche.

L'examen de cette région me fit constater un empâtement diffus, mais plus sensible sur l'épiphyse inférieure du péroné et remontant jusqu'au tiers moyen de cet os.

En continuant mon exploration, je fus assez heureux pour percevoir une fluctuation obscure, comme celle d'une suppuration profonde que limite une membrane fibreuse résistante.

Averti d'autre part par l'état général, j'informai mes collègues que nous nous trouvions en présence d'un abcès sous-périostique qu'il fallait inciser sans retard. Ils se rendirent à mon avis, et l'intervention fut décidée pour le soir même.

A 8 heures, on endormit le petit malade, et, m'entourant de toutes les règles antiseptiques, je débridai sur toute l'étendue du tiers inférieur du péroné.

Je trouvai l'os complètement dénudé dans tout son pourtour et baignant dans le pus, qui s'écoula en grande abondance.

Je mis un drain et fis le pansement de Lister.

L'enfant se plaignait le même soir d'une douleur au niveau de la partie supérieure du cubitus droit. L'on y constatait, en outre, un gonflement œdémateux avec sensibilité à la pression.

Je craignais qu'il n'y eût du côté de l'épiphyse supérieure du cubitus des accidents analogues à ceux de l'épiphyse inférieure du péroné, et rendez-vous fut pris pour le lendemain matin à la première heure, à l'effet d'examiner si une intervention en ce point ne serait pas nécessaire.

Quelle ne fut pas notre surprise en constatant le lendemain que tout gonflement avait disparu et que l'avant-bras avait repris son aspect complètement normal !

Une détente notable s'était faite dans l'état général. L'enfant souffrait beaucoup moins, avait pu dormir. Sa température, qui la veille approchait de 40°, s'était abaissée à 38°; le moral était devenu bien meilleur.

Mais le jour même, sur les 5 heures du soir, il se fit un redoublement, une grande élévation de la température, et la mort survint dans la nuit.

OBSERVATION IV.

(Communiquée par le Dr Georges Fabre, mon collègue à l'hôpital d'Avignon.)

Ostéite et ostéomyélite du tibia droit. Trépanation ; résection sous-périostée ;

infection purulente. Amputation — Mort.

Marseille (Marius), âgé de 17 ans, tempérament lymphatique, constitution plutôt faible que robuste ; antécédents héréditaires et personnels négatifs.

Entre à l'Hôtel-Dieu d'Avignon le 18 février 1882, service de M. le Dr Pamard : il présente un gonflement diffus de la partie inférieure de la jambe droite et du pied, avec rougeur et chaleur dans la région envahie. La douleur est vive, surtout à la pression ; la fièvre est assez intense. *On croit à l'existence d'un phlegmon.* — Cataplasmes, onguent napolitain, position élevée du membre. Le malade ne sait à quoi attribuer sa maladie : il n'accuse ni coup, ni chute, ni refroidissement.

20. Incision de 4 centim. au niveau de la malléole interne, qui donne issue à une grande quantité de pus.

27. La suppuration est toujours abondante, la douleur empêche le malade de dormir, la fièvre est très accusée le soir, il existe un peu de diarrhée, faciès terreux. La première incision est prolongée en haut de 12 cent. environ. — Potion alcoolique, bismuth et morphine.

28. Le malade a été soulagé par ce large débridement, mais la plaie suppure toujours abondamment.

3 mars. Symptômes marqués de fièvre septicémique. Localement, vaste foyer purulent limité d'une part par les parties molles de la jambe, de l'autre par la face interne du tibia, dont le périoste est décollé et en pleine suppuration. — Application d'une couronne de tré-

pan à la partie inférieure du tibia, au-dessus de l'épiphyse. *A ce niveau, on trouve du pus dans la cavité médullaire.* — T. soir, 40°.

4. T. matin, 38°,4. — Soir, 39°. Légère amélioration.

6. La plaie suppure beaucoup. A la percussion, le tibia rend le bruit sec d'un os atteint de nécrose. Les symptômes généraux sont toujours graves : diarrhée, fièvre intense, température élevée, insomnie, etc. — La résection du tibia est décidée et pratiquée à 3 heures de l'après-midi. Précautions antiseptiques. Chloroforme. Bande d'Esmarch. On prolonge l'incision en haut jusqu'au tiers supérieur du tibia ; le périoste est facilement décollé. L'os est scié en haut avec la scie à chaîne ; en bas, il se détache au moyen de quelques tractions de son épiphyse, où le cartilage est infiltré de pus. L'épiphyse elle-même est facilement enlevée avec une pince. L'astragale n'est pas profondément atteint, le cartilage d'encroûtement qui revêt sa surface a disparu. Le péroné est intact. — Premier tube à drainage longitudinal. Deux autres drains sont placés en travers, l'un venant sortir sous la malléole interne, l'autre en avant de la malléole externe. Coton phéniqué dans la plaie. Pansement de Lister. Appareil plâtré.

La longueur du tibia réséqué est de 22 centim. Sur une coupe verticale antéro-postérieure, la moelle, à la partie inférieure, est *infiltrée de pus*, plus haut un peu ramollie, réduite en bouillie noirâtre, puis congestionnée. Au point où a été faite la section du tibia, elle paraît saine. Dans l'épiphyse, il y a raréfaction du tissu osseux et un peu d'infiltration sanguine et purulente.

8 mars. Meilleure mine du malade. Un peu de bronchite. — T. matin, 37°,2. — Potion alcoolique et extrait de quinquina. — T. soir 39°.

9. Même état dans la journée. — T. soir, 39°,6. Un peu d'agitation et de rêvasseries pendant la nuit.

10. T. matin, 38°,1. — Soir, 39°,2. L'appareil répand une forte odeur de pus.

11. On ouvre l'appareil plâtré. Quantité considérable de pus, de bonne nature. La plaie a un excellent aspect. Précautions antiseptiques. On applique un nouvel appareil plâtré, en ménageant une fenêtre pour renouveler plus fréquemment le pansement. — T. soir, 38°,7. L'état général du malade n'est pas mauvais.

12. Un peu de diarrhée, un peu de toux ; température vespérale à 39°,3. Néanmoins l'état de la langue et de la peau est bon ; sommeil paisible.

13. Pansement: suppuration abondante, bon aspect de la plaie. — T. matin, 38°. — T. soir, 39°.

14. T. matin, 38°,2.— T. soir, 40°,2. — Pansement toujours sous le nuage phéniqué.

15. T. matin, 39°. — On remplace l'appareil plâtré par une simple gouttière. La toux a augmenté ; le soir, accès de suffocation qui cesse après l'application de dix ventouses sèches. — T. soir, 40°.

16. Quelques crachats rouillés, souffle pneumonique prédominant surtout à droite.— Potion avec 60 gram. de rhum, extrait de quinquina 4 gram. ; 1 gram. de sulfate de quinine. — T. matin, 38°,8. — T. soir, 39°,6.

17. T. matin, 38°,6. — T. soir, 39°,2. — Même traitement. Pansement tous les jours.

18. T. matin, 37°,9.—T. soir, 39°. — Pot. alcool.; sulf. de quinine 1 gram.

19. T. matin, 37°,8. Sueurs abondantes. Le malade se plaint d'une douleur à la fesse droite.— T. soir, 39°,8.

20. T. matin, 36°,8. — Plus de toux, plus de sueurs, mais le mouvement fébrile du soir est toujours très marqué. — T. soir, 40°,4. La plaie suppure abondamment, quoique pansée chaque jour. *La partie supérieure du tibia conservée baigne dans le pus et s'est enflammée consécutivement.*

21. T. matin, 38°. — Amputation de la cuisse au tiers moyen par la méthode circulaire. Appareil silicaté. On incise à la fesse droite un vaste abcès qui rend une grande quantité de pus d'une odeur fétide.— Tube à drainage. Cataplasmes phéniqués.

La dissection du membre amputé montre les altérations suivantes : L'articulation du genou est saine, l'articulation calcanéo-astragalienne est très injectée, les autres articulations du pied sont intactes. Pas de fusée purulente dans les gaînes musculaires, excepté en avant du tendon d'Achille et dans les gaînes tendineuses des péroniers qui baignent dans le pus. L'extrémité inférieure du péroné et l'astragale sont érodés. Sur une coupe verticale antéro-postérieure du tibia, *on voit la moelle osseuse infiltrée de sang et de pus.*

22. T. soir, 39°,8. Mauvais état général.

23. T. matin, 40°. — T. soir, 37°. Un peu de sueur. La nuit est agitée. Le malade gémit sans cesse, malgré une injection de chlorhydrate de morphine.

24. T. matin, 39°,8. — T. soir, 37°. L'abcès de la fesse ne suppure presque plus, mais il s'est formé une vaste eschare à la région sacrée. Diarrhée très abondante, le malade ne se sent pas aller sous lui.— Potion alcoolique; 2 prises de bismuth avec 1 centigr. de chlorhydrate de morphine.

25. T. matin, 39°,2. — T. soir, 39°. Dyspnée. Agitation.

26. Fièvre intense. Diarrhée. Mauvais aspect du malade.

Mort le 28 au matin.

Autopsie. — Pleurésie purulente à droite; à gauche, épanchement peu considérable, hémorrhagique. Un peu de liquide dans le péritoine. Pas d'abcès dans les poumons ni dans le foie, qui est gras. Cœur flasque, mou, petit. Reins gras. Intestins très injectés. Articulations intactes.

Quant au moignon, il n'y avait pas de réunion; les muscles présentaient une coloration noirâtre, probablement de nature gangréneuse.

OBSERVATION V.

(Personnelle.)

Ostéite et ostéomyélite du tibia gauche. Résection sous-périostée; régénération, épuisement. — Mort.

Benoît (Jean), de Montfavet, près Avignon, âgé de 10 ans, entre à l'Hôtel-Dieu d'Avignon (service de M. le Dr Pamard), le 24 février 1883

C'est un enfant vigoureux, qui *n'a jamais été malade.* Il ne porte *aucune trace de scrofule.* Ses parents sont très sains, mais ce sont des paysans misérables, qui sont probablement mal logés et doivent se nourrir grossièrement. Il est l'aîné de quatre enfants, les trois autres très robustes; un autre enfant mort à 9 jours.

Le mercredi 14, il se plaint légèrement en revenant de l'école.

Le jeudi 15, il vient à la ville, distante de 4 kilomètres, et a de la peine à marcher.

Le samedi 17, on fait appeler un premier médecin. Le petit malade accuse une douleur intense en un point limité, sur la partie inférieure de la crête du tibia.

21. Un autre médecin est appelé. Il existe alors un gonflement diffus et œdémateux sur la partie inférieure de la jambe, les deux malléoles et la face dorsale du pied.

23. Ces conditions engagent le médecin à pratiquer deux incisions

ou plutôt deux ponctions au bistouri, l'une sur le pied, et qui ne donne
que de la sérosité; l'autre au niveau de la malléole externe, et il s'en
écoule une quantité notable de pus et de sang,

24. Le malade est conduit à l'hôpital, où nous le recevons à
l'issue de la visite. Voici dans quel état il se présente à notre examen:
Il garde l'immobilité la plus complète, redoute à l'extrême tout changement de position et ne voit qu'avec terreur l'approche d'une main
étrangère. Son faciès, coloré, dénote la fièvre la plus vive. Une
crispation se peint à de courts intervalles sur ses traits déjà altérés par
la souffrance. La peau donne une sensation de chaleur âcre et sèche.
— Le pouls est à 130, la température à 39°. L'examen local fait voir un
gonflement considérable étendu à presque toute la jambe gauche, et
qui remonte du moins jusqu'au tiers supérieur, enveloppant en bas
tout le cou-de-pied. La face plantaire du pied semble elle-même tuméfiée. La peau est tendue, avec des marbrures roses. Elle est chaude.
A travers l'œdème des parties molles, on sent l'empâtement de la moitié inférieure du tibia, qui donne aussi une vague sensation de fluctuation. Par une pression méthodique, *on arrive sur un point de la
crête du tibia, situé à 5 ou 6 centimètres de l'articulation tibio-tarsienne, où la douleur est atroce.* C'est là qu'au dire du premier médecin consulté elle a apparu pour la première fois.

La journée se passe par l'application de cataplasmes.—T. soir, 39°,5.

Le 25 au matin, 38°,9. M. Pamard pratique deux incisions d'environ 4 centim. chacune, sur la longueur du tibia. Il nous fait constater que le périoste est décollé, l'os à nu sur une grande surface, et
insiste sur la nécessité d'une résection immédiate.

Établissement d'un drain ; lavages phéniqués. La température est
descendue à 37°,5 après l'incision. Elle est remontée le soir à 38°,4.

26. Irrigations phéniquées répétées. Le gonflement a diminué, ainsi
que la douleur. Les parents hésitent à laisser opérer.—T. matin, 38°,8.
Le soir, redoublement très vif; 39°,6.

27. T. matin, 38°,6. L'opération est décidée. Elle est pratiquée à
3 heures de l'après-midi.

Pulvérisation phéniquée, précautions antiseptiques, pas de bande
d'Esmarch. On agrandit les incisions en haut et en bas, en même
temps qu'on les rejoint. On constate ainsi, de la façon la plus évidente, le décollement du périoste. Mais, en détachant les tendons,
M. Pamard découvre d'autres abcès sous-périostés *isolés du premier,*

fait important à noter. Puis, en remontant vers la partie supérieure du tibia, on trouve l'os malade, rugueux ; *du pus vient sourdre à la surface. Le périoste n'est détruit en aucun point* ; sur la face interne de l'os, vers le tiers moyen, il a produit une lame osseuse assez étendue.

Application de la scie à chaîne à l'épiphyse supérieure. M. Pamard fait ensuite basculer le tibia, qui cède au niveau de l'épiphyse inférieure, laquelle est friable et en pleine suppuration. On arrache facilement celle-ci avec une pince. Mais en haut, l'aspect de l'os, que l'on découvre avec la rugine, et à la surface duquel vient sourdre du pus comme plus bas, conduit à enlever aussi l'épiphyse supérieure. On y arrive péniblement et incomplètement : on laisse une partie de la tubérosité interne, partie qui d'ailleurs paraît saine. Les deux articulations du genou et du cou-de-pied sont donc ainsi ouvertes : *toutes les deux contenaient du pus.*

Les artères ont été liées dans le cours de l'opération. On pratique dans la plaie un lavage à l'acide borique au 10/100. On suture en haut et en bas avec du fil métallique, en laissant la partie intermédiaire de la plaie à découvert, après y avoir introduit un tampon allongé de coton boraté, qui reproduit la forme de l'os.

Pansement de Lister, attelle en stuc se coudant sous le pied.

La température, qui avant l'opération était à 39°,6, descend à 36°,4, pour remonter dans la soirée à 38°,2. — Potion calmante.

Examen de l'os réséqué. — Nous avons dit que l'épiphyse inférieure ne tenait plus à la diaphyse que par quelques liens osseux ou cartilagineux. Cela porte à penser qu'elle a été le point de départ de la maladie, comme l'annonçaient déjà les faits cliniques : la plus grande intensité des phénomènes locaux à la partie inférieure du membre, la naissance du gonflement et de la douleur, et l'extrême acuité de celle-ci à 5 ou 6 cent. au-dessus de l'articulation tibio-tarsienne.

La diaphyse, sciée dans sa longueur, montre dans le canal médullaire toute une série de petits abcès, quelques-uns atteignant presque le volume d'une noisette. Les autres points de la moelle sont grisâtres, et le microscope y révèle un grand nombre de leucocytes et de globules du pus ; peu de cellules adipeuses.

L'épiphyse supérieure, que l'on a amenée par morceaux, est le siège d'une infiltration purulente ; mais on a vu qu'elle n'était pas ramollie et friable comme l'épiphyse inférieure, à son union avec la diaphyse.

Suites de l'opération. — 28 février. T. matin, 38°,4. — T. soir, 39°.
— Pouls, 140.

1er mars. T. matin, 38°,4.— Pouls, 120.— Pansement. Plaie en bon
état. Lavage phéniqué. Sulfate de quinine 0,50 en deux prises. Potion
calmante. Alimentation légère. — Le soir, fièvre très vive ; 39°,6.

2. T. matin, 38°.— Pouls, 110. Le malade se plaint d'une douleur
à l'épaule gauche. — Friction avec onguent napolitain belladoné.
Coton. — Fièvre à partir de midi ; 39°,8. — 39°,4 à 8 heures du soir.

3. T. matin, 38°. Nuit très agitée. Angoisse et cris du malade. —
Pansement : état local excellent ; on remplace le coton intérieur par
un drain plusieurs fois replié sur lui-même. Pansement phéniqué
fait avec un soin extrême. Enveloppement de tout le membre dans du
mackintosh, de façon à supprimer l'entrée de l'air.— T. soir, 40°.

4. T. matin, 37°,8. L'enfant souffre et crie pendant son sommeil.
Il accuse une douleur au genou. — T. soir, 40°,2.

5. Apyrexie. —Pansement, parce que la douleur du genou fait craindre une complication. Il n'en est rien pour le moment : membre en
excellent état. Irrigation phéniquée prolongée. Pansement de Lister.
La journée se passe bien. — Vers le soir, agitation et fièvre ; 39°,4.

6. T. matin, 38°. Après une nuit mauvaise, l'enfant repose bien
paisiblement. — Pas de pansement. Les traits s'altèrent et le petit
malade maigrit. Il a très peu d'appétit. —T. soir, 40°,2.

7. La rémission matinale est toujours très sensible, il naît de nombreux bourgeons charnus qui tendent à opérer la réunion. On ajoute
aux 50 centig. de sulfate de quinine, qui sont continués depuis le
début, 5 milligr. de morphine, en deux prises, l'une à 1 heure, l'autre à 6 heures ; sous l'influence de cette association, l'angoisse ordinaire du malade fait place à une gaieté charmante ; il dort toute la nuit
paisiblement. On a noté pour la première fois un peu de diarrhée.
— T. soir, 40°.

8. T. 37°,8. —Pansement. On met quelques bandelettes de diachy-
lose pour favoriser la réunion en bas. En haut, les lèvres sont accolées.
L'agitation et la souffrance reviennent vers le soir ; le malade a le faciès animé, les pommettes rouges ; la fièvre est très vive ; 40°,2.

9. Presque apyrexie. — Le matin, 38°. — On ne fait pas de pansement. Le soir, la température est moins élevée que les journées précédentes ; 39°,6. — Morphine : tranquillité et sommeil.

10. T. 38°. L'enfant se plaint de la cheville et du genou. En fai-

sant le pansement, on s'aperçoit que les deux articulations sont tuméfiées. Le genou suppure. On le draine. Plus de diarrhée, un peu de souffrance. —T. soir, 40°.

11. Pansement. Le genou est bien dégonflé, la plaie couverte de bourgeons charnus — Continuation de la quinine et de la morphine. Amélioration sensible dans la température. — Matin, 37°,8. — Soir, 39°,4.

12. Pansement. M. Pamard pratique une contre-ouverture à la partie externe du genou, pour faciliter le drainage. La plaie est aussi belle que possible. — T. matin, 38°. — Soir, 39°,6.

13. Pas de pansement. Pour la première fois le soir, la température ne monte pas à 39°. — Matin, 38°,2. — Soir, 38°,8.

14. Le pansement ayant coulé, on le renouvelle. Excellent état. Cependant un peu de gonflement en bas, du côté du péroné. — T. matin, 37°,8. — Soir, 38°,8.

15. Bien. — T. matin, 38°,2. — Soir, 39°,2.

16. T. matin, 38°. M. Pamard, inquiet du gonflement qui existe près de la malléole externe, fait une incision d'où il s'écoule du pus, et il met un drain qui contourne la malléole. Les deux articulations se trouvent ainsi drainées. — Le soir, réaction fébrile très vive ; 40°. Dépression.

17. Dépression. Sueurs abondantes, surtout au visage. Sommeil coupé par des élancements douloureux qui réveillent le petit malade. — T. matin, 38°. — Soir, 39°,4.

18. Anxiété. Cris la nuit. Perte très sensible de l'appétit, avec envies de vomir. — T. matin, 38°. — Soir 39°,2.

19. Douleur au côté gauche. Rien à l'auscultation.— T. matin, 37°,4. — Soir, 39,2.

20. Le pansement n'avait pas été fait depuis quatre jours, odeur. On remplace le Lister par un pansement simple à la vaseline boratée, linge fenêtré, coton et bandes silicatées. Cet appareil inamovible léger sera maintenu le plus de temps possible. — T. matin, 38°,2. — Soir, 40°,2.

21. T. matin, 38°. — Soir, 39°,8.

22. T. matin, 38°,6. — Soir, 39°,6.

23. T. matin.— 37°,6 ; soir, 39°,2. Assez d'appétit. Le malade est tranquille.

Du 23 au 31. Bon état général. La température ne s'élève plusieurs soirs qu'à 38°,8. L'enfant a la physionomie beaucoup plus éveillée, il manifeste beaucoup moins de dégoût pour les aliments.

31. Pansement. L'odeur, quoique vive, n'est pas celle de la putréfaction. La plaie est en très bon état. On sent une restitution du tibia en bas. On réprime les bourgeons charnus. On laisse les drains et renouvelle le petit appareil inamovible, en s'efforçant de placer le membre dans une position aussi rectiligne que possible.

A partir de ce moment, nous pensons pouvoir abréger les notes que nous donnons sur notre opéré. Dans le cours du mois d'avril, on fait un pansement boraté tous les huit jours. L'état local est jugé excellent. On peut, petit à petit, enlever les drains. L'enfant ne souffre pas trop, il passe des journées complètement antipyrétique. Mais il est des soirs, surtout quand le pansement a été fait, où l'agitation et la fièvre reviennent. Son peu d'appétit ne lui permet pas de se réparer suffisamment: il est maigre, a le faciès crispé par les grandes souffrances qu'il a subies. On le porte dans les jardins de l'hôpital toutes les après-dînées. L'influence de cet air pur paraît lui être salutaire.

Dans les mois de mai et de juin, le parfait état du membre fait éloigner encore plus les pansements. On ne les pratique que tous les vingt jours. Ce n'est plus, pense-t-on, qu'une affaire de temps, et l'on donne des toniques. On sent l'os reformé sur toute la partie inférieure. Le travail de régénération est notable dans la partie supérieure.

Mais l'enfant est affaibli. Ses souffrances sont loin d'être apaisées. Les nuits sont souvent mauvaises, remplies par des élancements douloureux. Les traits du malade s'altèrent beaucoup. Il a de la diarrhée, une anorexie qu'on a peine à vaincre.

Les préparations de quinquina et tous les efforts d'alimentation restent impuissants, et notre pauvre petit sujet meurt dans la première quinzaine de juillet, déjouant ainsi toutes nos belles espérances de succès.

L'*autopsie*, comme lésions générales, ne montre qu'un foie gras, et, comme état local, du pus dans l'articulation du genou et dans les gaînes des vaisseaux. Une lame osseuse, plus large qu'épaisse, s'étend de la portion de la tubérosité interne, qui avait été laissée en place, à la partie inférieure du membre, où elle est plus développée. Les recherches les plus minutieuses n'ont fait découvrir aucune autre particularité ni dans les membres ni dans les viscères.

OSTÉOMYÉLITE ET PÉRIOSTITE PHLEGMONEUSE DIFFUSE ?

Quand nous avons entrepris ce modeste Travail, dans lequel nous venons de nous efforcer de tenir compte, plus peut-être qu'il n'était besoin pour la clarté et l'unité de l'exposition, de tous les faits qui nous ont paru être bien observés, nous avouons avoir méconnu une grande partie des difficultés de notre sujet.

Mais aujourd'hui, nous sommes péniblement édifié et rendu bien indécis par nos lectures, par les innombrables controverses dont nous avons fait le dépouillement dans les Bulletins des Sociétés savantes.

Il n'est peut-être pas de question à laquelle le *tot capita, tot sensus* soit applicable avec plus de justesse : lorsqu'on abandonne le terrain des opinions exclusives, c'est par les nuances, par les détails, que l'on retombe dans le trouble et l'obscurité.

C'est la mêlée la plus confuse qui fût jamais, et où les partenaires eux-mêmes peuvent à tout instant croiser le fer.

Voudrait-on que nous fissions œuvre de grand-justicier dans ce procès fameux, qui aura vu se rencontrer toutes les sommités chirurgicales de l'époque ?

Non, sans doute ; et l'on nous permettra, nous l'espérons, d'expliquer simplement, en matière de conclusion, pourquoi nous avons choisi le terme d'ostéite, de préférence à ceux de périostite phlegmoneuse diffuse ou d'ostéomyélite.

La première de ces dénominations s'applique certainement bien, en clinique, à ces cas où l'inflammation du périoste et celle des parties superficielles de l'os éveillent à peu près seules la sollicitude du chirurgien, comme dans l'Obs. ii. On peut alors, sans trop préjuger la nature et le point de départ de la maladie, dire que c'est une périostite. Mais ce terme devient ou très incomplet ou très défectueux, par l'idée de priorité qu'on y rattache sans preuves positives en faveur du périoste, lorsqu'on s'en sert pour désigner ces inflammations et suppurations complexes qui portent, non seulement sur la membrane d'enveloppe de l'os et sur le tissu compacte de la diaphyse, mais encore sur l'épiphyse, le bulbe osseux, le canal médullaire et l'articulation voisine elle-même.

L'expression d'ostéomyélite offre des inconvénients analogues. D'abord, que veut-elle dire dans son acception la plus simple et pour un esprit non prévenu, si ce n'est que le canal médullaire est enflammé, suppuré ? Or cette suppuration du canal médullaire proprement dit n'est pas constante, de l'aveu même de M. Lannelongue.

Si d'autre part l'on adopte le sens complexe que ce chirurgien a attribué à ce mot, on préjuge une foule de questions d'anatomie normale, d'anatomie pathologique et même de clinique, qui prêteront probablement encore à bien des querelles. Ainsi, est-on fixé sur l'identité des cellules de la moelle et de la couche sous-périostée ? Est-on près de s'entendre sur la présence des médullocelles dans les canaux de Havers, etc. ?

Autant de questions de théorie sur lesquelles nous n'étions point compétent. Notre choix, à cet égard, entre l'ostéomyélite et la périostite diffuse eût été de parti pris. Nous n'étions même pas suffisamment armé au point de vue clinique : nos observations étaient restreintes et incomplètes en bien des endroits, dont nous ne négligerions pas l'examen, aujourd'hui que nous sommes plus au courant du sujet.

Puisse, malgré ces lacunes, notre Travail ne pas être trop indigne de l'indulgence de nos Juges !

INDEX BIBLIOGRAPHIQUE.

Voici les principaux ouvrages que nous avons consultés.

TRAITÉS CLASSIQUES.

DE JAMAIN et TERRIER. — Tom. I.

FOLLIN. — Tom. II.

BILLROTH. — Path. chirurgicale générale.

GOSSELIN. — Clinique chirurgicale (tom. I, 9e, 10e et 11e leçons).

THÈSES DE PARIS.

AUGÉ. — Essai sur les abcès sous-périostiques aigus, 1862.

GAMET. — Ostéo-périostite juxta-épiphysaire, 1862.

LOUVET. — De la périostite phlegmoneuse diffuse, 1867.

MASSE. — Des abcès sous-périostiques, 1868.

MARTIN. — Périostite phlegmoneuse aiguë, 1869.

SÉZARY. — Ostéite aiguë chez les enfants et les adolescents, 1870.

CULOT. — De l'inflammation primitive aiguë de la moelle des os, 1871.

SALÈS. — De la marche et du traitement de l'ostéo-périostite dia-épi-physaire suppurée de l'adolescence, 1871.

ABÉLANET. — Abcès sous-périostiques aigus, 1879.

LAGRANGE. — Des abcès osseux consécutifs à l'ostéomyélite des adolescents, 1880.

PION. — Parallèle des différentes interventions chirurgicales dans l'ostéomyélite aiguë, 1880.

CHARVY. — De la périostite phlegmoneuse diffuse, 1882.

THÈSE DE MONTPELLIER.

Henri BÉRAUD. — Étude sur l'ostéo-périostite aiguë des enfants et des adolescents, 1881.

THÈSES DE STRASBOURG.

KRUG-BASSE. — De la périostite aiguë, 1853.

VORMSER. — De la périostite, 1855.

HÉDOIN. — De la périostite, 1858.

BULLETINS.

De la Société de Chirurgie, surtout ceux de 1875 et de 1879.

De la Société anatomique.

De l'Académie de Médecine, 1878 et 1879.

P. BERGER. — Revue de Hayem, 1882, tom. XIX, 1er fascicule : Ostéite et ostéomyélite (Revue critique).

BŒKEL. — De la périostite phlegmoneuse (Gazette méd. de Strasbourg, 1858).

CHASSAIGNAC. — Ostéomyélite spontanée diffuse (Gaz. méd., 1853).

— Des abcès sous-périostiques aigus (Mém. de la Soc. de Chirurgie, 1857).

— Traité de la suppuration et du drainage.

FAUCON. — De la résection précoce de toute la diaphyse du tibia dans certains cas d'ostéomyélopériostite diffuse aiguë (Mém. couronnés de l'Acad. de Belg., 1880.

GIRALDÈS. — Leçons sur les maladies chirurgicales des enfants, 1869.

GOSSELIN. — Mémoire sur les ostéites épiphysaires aiguës (Archiv. gén. de Médecine, 1858.

— Article Ostéite (Nouv. Dict. de Méd. et de Chir. prat.).

KLOSE. — Du décollement des épiphyses (extrait) (Arch. gén. Méd., 1858).

LANNELONGUE. — De l'ostéomyélite aiguë pendant la croissance, 1879.

LANNELONGUE et COMBRY. — De l'ostéomyélite chronique ou prolongée, 1880.

ROUSTAN. — Ostéite épiphysaire double du tibia (Montpellier médical, juin 1883).

SPILLMANN. — Des différentes formes de l'ostéite aiguë (Revue critique). (Archiv. gén., de Méd., 1873.)